Enjoy Your Health
The Power of Nutrition
You are what you eat; you eat what you are
Food enrich your soul and mind.
Food make you toward health as well as lead you to death
Food protect you from sickness.
Eat a variety of food.
Balance the food you eat with physical activity; maintain
or improve your weight.
Choose a diet with plenty of grain products, vegetables, and
fruits.
Choose a diet low in fat, saturated fat, and cholesterol.
Limit salt, alcohol, and caffeine.

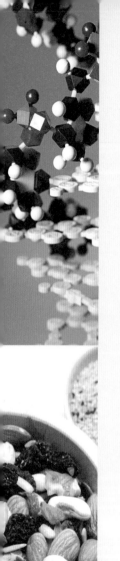

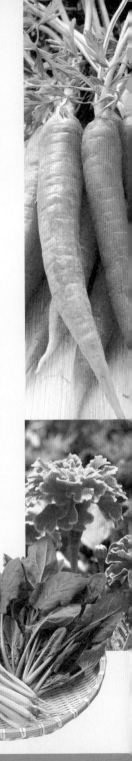

植化素，隱藏在植物裡的健康元素

葉黃素及玉米黃質，
眼睛的守護者

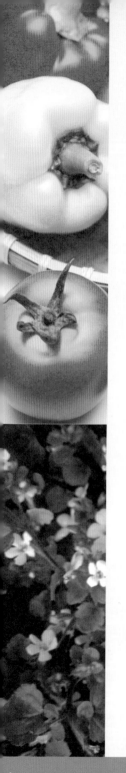

茄紅素，
番茄紅色表皮下的健康秘密

黃梔配質，傳統藥用植物裡的
新抗氧化成分

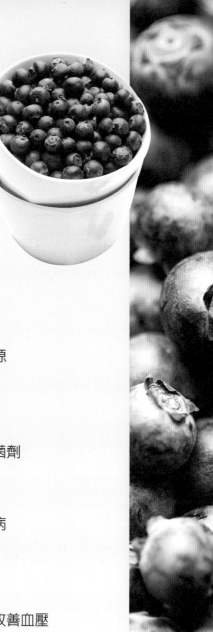

花青素，
五彩繽紛的健康植物色素

結語

WE ARE WHAT WE EAT

「栄養は最も重要な予防医学である」—このコンセプトは既に否定されがたいものである。数え切れないほどの医学研究から栄養と病気予防との関連性が実証されている。且つ、多くの証拠から栄養治療のパワーが裏付けられている。栄養は病気予防に対する影響力が多大な注目及び関心を寄せている。近年来、欧米先進諸国は栄養治療を重要な医療方法の一つとして取り入れている。

ところが、ほかの医療方法と違い、栄養ケアはまだ病気になっていない段階からいち早く介入できている。基本的に理解していただきたいのは、命が授けられたその日から、栄養と切り離せない関係を持つことになっている。すべての動植物は潤った栄養の中に浸って成長するもの。したがって、栄養の威力を無視してはならない。栄養教育では大変重要な言葉があり、「WE ARE WHAT WE EAT」、即ち我らの体は我らが何を食べたかによって造られた。健康な体は健康的な食生活から守られ、病的な体は不健康な食生活から蓄積されたものだと思われる。

医学界及び栄養学界は十数年前から、フリーラジカルが体及び細胞に対するダメージ、そして癌に罹らせる仕組みを判明してから、如何にフリーラジカルのダメージを減らすかに取り組んできた；現在多くの研究論文から、抗酸化栄養素を十分に摂取しておけば、体の免疫力を高め、病気予防に役立つのみではなく、病気の悪化さえ抑制できるのが実証された。本書はこれらのことにつき、詳しく説いている。

本書作者の翁玉青教授は、栄養学界では非常に優れた学者であり、且つ私が40年間栄養学の教鞭を取っている中、大変優秀な学生でもある。翁教授は豊かな臨床及び研究経験を持つだけではなく、一般大衆に対する栄養知識の普及にもたいへん情熱を持ち、今まで数百回の栄養セミナーをも経験してきた。この度、翁教授は本書を通して、栄養ケア全般に対して深く優しく普通の方々に述べ伝え、特に専門性を兼ねながら、一般の方々にも大変読みやすいよう構成している。読者の方々は本書を通して、抗酸化栄養素の威力を理解していただき、また抗酸化ケアを確実に実行し、より良い健康的な生活を送っていただきたい。

日本國立御茶水大學榮譽教授　山本　茂　教授

「營養為最重要的預防醫學」─這個概念已經很難被否定了。有數不清的醫學研究發現營養與疾病預防的關聯性，也有許多的證據顯示營養治療的Power。營養在疾病預防的影響力受到很大的重視與關注。近年來，歐美較先進的國家也都陸續將營養列入重要的醫療方法之一。

不同於其他的醫療手段，營養照護能在還沒生病的階段就可以介入執行的，基本上我們應該了解，其實從有生命的第一天起就與營養脫不了關係，所有的動植物都是在營養的浸潤中長大的。所以營養的威力不容忽視。營養教育上有一句相當重要的話「WE ARE WHAT WE EAT」，這句話的意思是我們的身體是由我們吃甚麼而建造出來的。健康身體來自健康飲食養成的，生病的身體可能也是由不健康的飲食而累積成的。

醫學界及營養學界從十幾年前就發現自由基對身體及細胞的損傷與致癌性後，便開始研究如何降低自由基的傷害；目前也有相當多的研究文獻證實攝取足夠抗氧化營養素對身體有很好的防護力，不僅能預防疾病也可延緩疾病惡化，本書對這些內容有很詳細的闡述及說明。

本書作者翁玉青教授是營養界相當優秀的學者，也是本人在營養學界四十年的生涯中最得意的門生之一，除了有豐富的臨床及研究經驗外，同時對民眾營養教育也有很大的熱忱，累積數百場的營養教育演講經驗。這次翁教授藉由這本書將營養保健深入淺出完整的傳達給民眾，不僅具有專業性更是一本適合大眾閱讀的好書，希望讀者能夠透過此書了解抗氧化營養素的魅力，做好抗氧化保護，營造一個更健康的生活。

營養是積極的預防醫學

飲食有這麼重要嗎？這是我在心臟病發作之前的想法！

以前，我的主要專長是內科急診，十多年的醫療歲月，總覺得任何的急診重病，到了我手裡，必能兵來將擋，水來土淹，只要一息尚存，必能維持病人的生命，安排其接受適當的處置。我也曾忽略營養的威力，一直認為藥物才是治療最有效的工具，有病再吃藥控制就好了，何必把自己的飲食生活弄得太過緊張。直到自己罹患了心肌梗塞，鬼門關前走了一回，才恍然大悟。突然來的疾病讓我幾乎沒有機會吃藥就直接走了；還有，很多病雖然可以在第一時間內控制，但是後續的追蹤、治療，是一輩子的夢魘。就像我，一輩子都必須服藥控制以預防其再度復發；擔心復發的心理壓力，也讓我隨時不安，只要有一點點胸部不適，便會害怕、緊張。這是我未來人生中都必須承受的痛。

我很慶幸我可以及時被救回來，也因這個經歷讓我對疾病有了新的想法；藥物雖然日益進步，但我也告訴患者，其實藥物治療通常是疾病進程中最後的治療手段，很多疾病發生之前是有一段時間累積的，如果能在疾病發生之前，就做好準備，預防疾病發生，就不會有後續治療的無奈。現在的醫療觀已轉向「預防醫學」，期能「勿恃敵之不來，恃吾有以待之」。

然而「預防醫學」又分為「消極」與「積極」兩種。所謂消極的預防醫學是指固定的身體健康檢查，期盼能早日發現疾

病，早期治療。但此方法，也只能做到早期發現與治療，無法做到預防的效果。真正要有預防的效果的預防醫學是「積極」也就是從日常生活的飲食裡，選擇多吃能預防疾病的營養素，少吃危害身體健康的食物，就是最好的積極預防醫學。

　　飲食營養已經被認為是預防醫學中最重要的關鍵。本書由抗氧化的角度來討論其對疾病的預防及保健的貢獻，除了詳盡介紹了各種營養素的價值及飲食來源，更會讓醫師信服的是每一個論點都有充分引述科學文獻與實證，這是一本有專業價值的書。看完本書以後，我對飲食治療的意志更加堅定並且更有信心了。

益康診所　院長

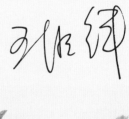

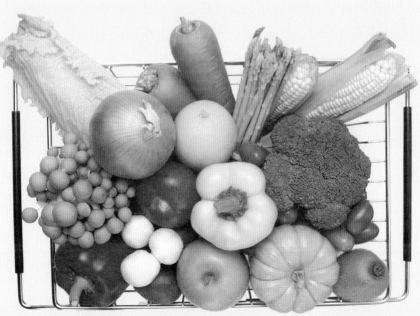

別以為年輕就不會心肌梗塞

五十八歲的前內政部長廖風德、四十八歲的音樂人馬兆駿，以及新聞主播廖筱君年僅三十六歲的弟弟廖維德，這三個人有何關聯性？是的，他們都是因為心臟病而猝死，而且他們的年紀都很輕。

生活壓力增加與飲食日漸精緻化的結果，心血管疾病已不再是老年人的專利，近年來，罹患心血管疾病的年輕人也逐漸增加，而且這些年輕人也大多平時看似健康，所以並不會有警覺性需要特別去看醫師或注意身體。我的摯友王明緯醫師也是在正值壯年就罹患心肌梗塞，發病時我與其他的醫師朋友都很震驚，而當時緊急手術救治的重任就在我身上，我還記得當他在救護車上用微薄的一口氣請託我醫療他時，我除了感到一股莫大的壓力外，我打從心裡的希望他能在最短的時間內被運送到醫院，才會增加救治的希望。我與他太太翁玉青站在急診室門口期待救護車送達的場景依然歷歷在目，對我來說那段等待覺得特別的漫長。幸好有及時趕到搶救，才有機會撿回一命，但是王醫師也從此必須終身服用藥物預防再發生。

根據民國九十九年最新公布的國人十大死因統計，心臟病名列第二名；急性心肌梗塞也是導致猝死常見的因素。急性心肌梗塞若未能及時搶救，死亡率可能高達30%至60%，且因為發生得突然，常常來不及送醫即死亡，也留下家人親友許多的遺憾。

　　疾病首重預防，否則一旦發生了以後，即使命救回來，也往往會留下無法彌補的後遺症。而有效的預防並不只是多做檢驗提早發現疾病，更應該是積極的攝取健康飲食且保持規律運動，讓疾病不要有機會產生，這就是目前預防醫學非常重要的概念。

　　目前的醫學營養研究中，越來越多的醫學證據顯示自由基與心臟病、癌症及老化的進程有很大的關聯性，所以抗氧化的研究是現在預防醫學相當重要的主軸。

　　這本書從抗氧化營養素與疾病的角度來介紹，並佐證相當多的醫學文獻，讓讀者更清楚營養素對疾病的預防及治療的效果，相信你閱讀完本書能對自由基有著更深的認識，也知道如何攝取適合的抗氧化營養素來保護自己的健康。

　　　　梧棲童綜合醫院　心臟內科主任

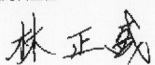

【前言】

營養的威力—內科醫師的經歷與省思

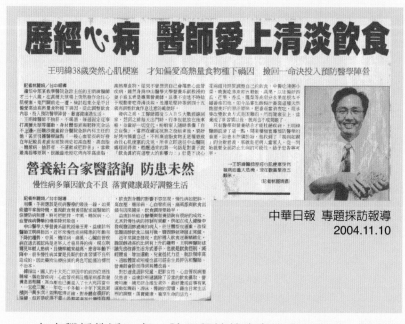

中華日報　專題採訪報導
2004.11.10

　　在大學任教近20年，除了學校教書與研究工作外，民眾的營養教育一直是我成就感的最大來源之一，在很多演講場合裡，當提到營養的重要性時，我總是會很有感觸的說起我先生的故事，因為我先生對「The Power Of Nutrition 營養的威力」比一般人有更深的體悟。

　　先生是一位資深內科醫師，不抽菸，不喝酒，每週固定有跑步或打高爾夫球等運動，身材體型也與肥胖沾不上邊，看似相當健康的生活，唯一美中不足的是他飲食中並沒有特別忌諱雞皮、五花肉、內臟等高油質及高膽固醇食物而已。我常會提醒他，已經步入中年了飲食應該要小心。他一貫的回答是，你們

學營養的常把生活弄得緊張兮兮的，現在好的藥很多，副作用也越來越低，真正有膽固醇或血脂過高時，再吃藥就好了，何必常常沒病嚇自己，生活過得不自由。當時還年輕的他從來不曾想到自己有一天會罹患心血管疾病，他也常常引用流行病學的報告來為自己找藉口「一般心血管疾病好發在年紀較長者，或有家族病史如高血壓、高血脂、糖尿病、抽菸、不運動或肥胖者，這些我都沒有」「根據流行病學統計研究指出男性四十五歲以上，女性五十五歲以上是心血管疾病好發的高危險年齡，我現在才三十八歲還有七年的時間，到時候我就會開始小心！」 只是沒想到說完這句話，沒有七年，只有七天的時間，他就在高爾夫球場上發生急性心肌梗塞。非常年輕就罹病，連他的醫師同儕們都相當驚訝，難以相信。

壓力是壓倒駱駝的最後一根稻草

　　還記得那時剛好是SARS風暴結束後的幾天，大家應該都還記得SARS當時整個台灣處在一片混亂狀態，因為不知道SARS的病源哪裡，也不知道如何控制，所以只要一個醫院有一位病患或醫護人員被發現感染SARS，採取的方式就是全面封院，也就是所有醫護人員一律不准回家，等病況釐清得到控制才可再開放。當時所有發燒的病人一律建議往大醫院送，確定篩檢，也幾乎大部分診所都拒收發燒病人。我先生當時任職的是中部一家大型教學醫院的急診部內科主任，當時他每天都需要看許多由診所轉介來的發燒病人，可以想像他是處在多大的風險之中。當時，我先生每天出門時就像要赴戰場一樣，準備好簡單的行李放在後車廂，並做好許多交待，多看看當時才一歲及三歲的孩子幾眼，吩咐我隨時要有心理準備「自立自強

」，因為真的不知道今天是不是會在醫院被隔離而回不了家，回不了家後就在醫院裡染病，走了。當時的醫護人員並須承擔著受感染的高風險及治療病患的高壓力，我的先生每天就處在這種高壓中。在SARS這段時間，我也因為體諒他工作的壓力，對他飲食完全採取他「喜歡就好」的態度，有時更貼心的主動幫他準備他喜歡的「美食」，總覺得如果這樣可以釋放他的壓力，就讓他享受他愛的美食吧！

　　就在確定「抗煞之役」結束後，他終於可以鬆一口氣，重拾許久沒拿的球杆準備在球場上盡情揮桿，就在SARS後的第一次休假，他便在久別的高爾夫球場發生急性心肌梗塞倒下了，所幸當時一起打球的醫師同事與他自己冷靜的在自己休克前交代周圍的醫護人員如何處置，聽說在轉到大醫院上救護車前，他仍掙扎的保持清醒，向隨行的救護車護士交代等一下如果心跳降低就打哪一支針、血壓下降就打哪一種藥，撐著一口氣全部交代好後，才「放心」的休克。救護車開往中山醫學大學附設醫院的途中，我收到通知，心裡只能向上天祈禱「不要把他帶走，再給我和孩子們一個機會」。送達醫院後，我在急診室門外守候，接到的他是冰冷的身體，嘴唇指甲發紫，微開的眼睛看著我好像有話要對我說，很幸運的他還有意識。經過緊急檢查判斷他三條通往心臟的主動脈有兩條將近完全阻塞狀態，由於考慮身體的負荷，決定先置放一個支架打通一條血管，另外一條兩週後再處理。動脈阻塞得這麼嚴重，居然完全沒有任何的症狀；還是有症狀，但是太忙了所以忽略了自己身體求救的訊號，只顧著看病人忘記照顧自己，這些都不得而知了。感謝上天真的再給我們一次機會，他順利被救回來了，也由於運送轉院過程迅速，沒有因缺氧而對心臟或腦部造成太大的傷害。

當手術完成後，醫師說需要在加護病房觀察三天，這三天是危險關鍵期。他在加護病房內甦醒過來，看到我的第一句話，並不是甚麼感人的話語，而是深遠也帶點無奈的說：「你們營養原來有這麼Powerful（威力）！」。旁人聽了可能會覺得一頭霧水，但當下我卻非常清楚的知道他是在對過去不良飲食習慣反省。他也說藥物雖然發達，但是如同他及很多人的例子，根本可能沒有機會吃藥就直接走了。手術後主治林正盛及張建榮醫師告訴我，先生的心臟血管長得比較細、有點畸形且比較彎曲，這種特性容易造成血管阻塞，再加上長期處在高壓的生活環境與飲食的不留意，才會在年紀不到四十歲且沒有高血壓、高血脂、糖尿病的家族史及不抽菸等的情況下就心肌梗塞。或許有人會慶幸說，還好自己沒有同樣的問題，不會發生這種事。但是想一想，你曾做過心血管攝影嗎？若沒有，又怎麼知道自己的心臟血管沒有問題呢？

身體要更嚴謹的照顧

我呼籲大家，「與其假設自己沒有問題，不如假設自己有問題」，用更高規格謹慎的態度及健康的生活模式來預防生病。怎麼做呢？當然每天的飲食營養是最基本及最重要的開始！先生意外心肌梗塞的這件事，帶給我相當大的啟發，現代人緊湊且高壓力的生活已經是趨勢潮流，無法回頭且愈來愈嚴重。既然我們無法逃避壓力，就樂觀起來學著與壓力共存吧！要能與壓力共存，現在的科學已經瞭解「營養」最重要的關鍵。

現代人飲食豐裕，大部分的人不怕沒東西吃，真的就怕吃

錯東西。有沒有更好的飲食習慣或營養補充品能為身體做到更好的保護呢？相信這是努力追求幸福長壽健康的人，最想知道的事情。近年來「抗氧化營養素」在人類生命延長及健康效益上一直以來都受到很大的關注，隨著更深入的研究與探討，科學家已經更清楚了解抗氧化營養素在預防及改善疾病上扮演著舉足輕重的角色。

時光無法倒流，我不能回到先生心肌梗塞前的過去，去阻止它的發生，但是現今我能用最具有科學證據的營養治療方法來預防疾病再次發生。我也希望能將我們營養團隊多年的研究發現及臨床營養經驗透過這本書的分享，讓民眾擁有更充足的知識來促進健康。

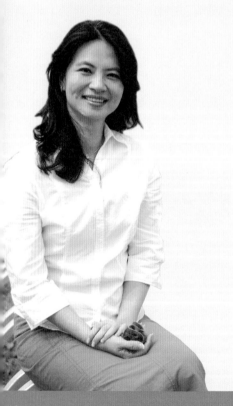

翁文青

你不得不先認識的自由基

「自由基」是目前醫學研究裡最熱門的一個話題，
佔死亡原因前幾位的癌症、腦中風、心臟病等疾病
的發生都與「自由基」有關，
甚至人體之所以會老化也是「自由基」所造成的。
現代人一聽到自由基，馬上干戈撻伐，
恨不得把體內的自由基全部清理乾淨。

然而，您知道嗎？
自由基也是有優點的，
但因為累積過多的自由基會產生的壞處實在太多，
以至於它的優點反而都被忽略。

接下來本章節
將帶您一起來了解自由基與人體健康的愛恨情仇

你不得不先認識的自由基

自由基與健康

在說到抗氧化營養素有哪些知名的家族及它帶給身體哪些健康魅力之前,先有個認識,何謂抗氧化營養素?抗氧化營養素簡單的說就是幫助身體對抗氧化的營養素。

氧化現象對身體又會有什麼影響呢?
又為什麼我們要處心積慮的對抗它呢?
首先,在你的腦中想像一下,氧化過程就像

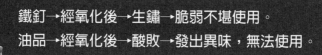

鐵釘→經氧化後→生鏽→脆弱不堪使用。
油品→經氧化後→酸敗→發出異味,無法使用。

沒錯,就如同你想像的例子般,氧化會造成物質的重大改變與破壞(看看週遭環境,你應該可以聯想起更多例子)。身體的細胞也是一樣的,而自由基(一相當不穩定物質),也就是造成細胞氧化傷害的最大元凶。所以在開始了解抗氧化營養素如何保護你的身體之前,不可不先認識最重要的關鍵—自由基。

自由基具有極高的活性,它可與物質產生強烈反應,身體的所有細胞都是由原子與分子構成,同時攜帶成對電子來維持化學狀態的安定,而自由基是具有不成對電子的化合物,也就是具有奇數電子的原子、分子或離子。由於電子不成對,所以自由基非常活躍且不穩定,必須搶奪其他原子或分子的電子,才能達到穩

定狀態。自由基在搶奪電子的過程中，會對正常細胞造成傷害，同時製造出新的自由基，進而引起一連串細胞傷害的連鎖化學反應，細胞是身體最基本單位，細胞受傷將會導致身體組織及器官等功能受到影響。也就是，自由基有能力造成一連串如骨牌效應的細胞破壞，這個結果就是我們現在知道的「加速老化」或「癌化」的結果。這裡的老化所指的包括外觀的老化及器官的老化。

自由基的來源：

1.身體正常運作時自然產生
2.不當飲食、不良生活習慣及外界惡劣環境誘發大量產生

人類的身體需要足夠的能量才能正常運作，而粒線體是細胞產生能量的工廠，產生能量的過程必須進行氧化還原作用，所以也是體內產生自由基的主要場所。身體健康狀況良好時，身體自行製造的自由基濃度不致於傷害細胞功能，但是當體內的抗氧化系統出現狀況時，就會造成細胞死亡。過多的自由基會毫無選擇性的攻擊正常細胞和組織，引起連鎖性的過氧化反應，使人體出現各種退化性疾病，如血管病變、免疫功能下降、腦細胞退化、白內障、退化性關節炎、皮膚鬆弛等全身性的老化現象。因此，如欲降低自由基的傷害，就要從抗氧化作起。抗氧化營養素的功能就是把本身的電子釋放出來，中和自由基的活性，阻止氧化反應的進行，預防細胞受損。

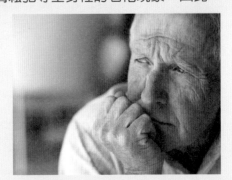

輕鬆看懂，自由基與抗氧化劑 ！

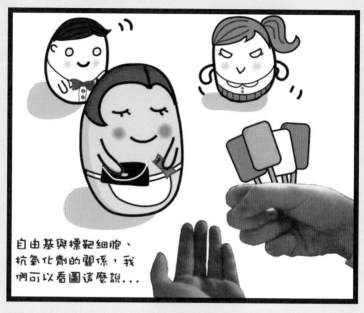

自由基與標靶細胞、
抗氧化劑的關係，我
們可以看圖這麼說...

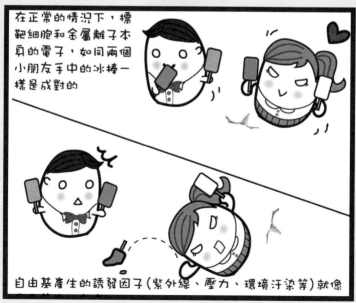

在正常的情況下，標
靶細胞和金屬離子本
身的電子，如同兩個
小朋友手中的冰棒一
樣是成對的

自由基產生的誘發因子(紫外線、壓力、環境汙染等)就像

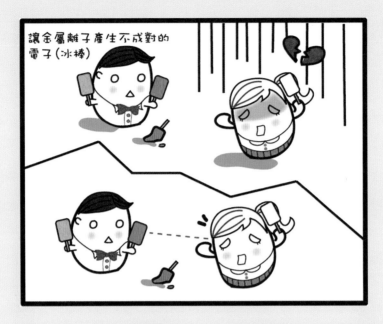

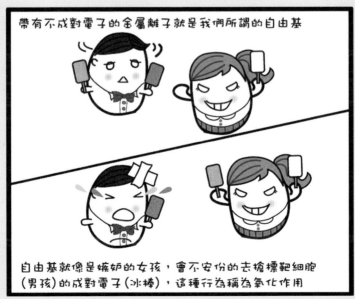

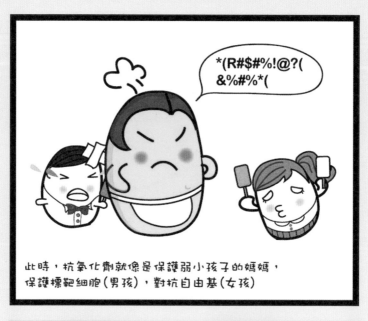

此時，抗氧化劑就像是保護弱小孩子的媽媽，
保護標靶細胞（男孩），對抗自由基（女孩）

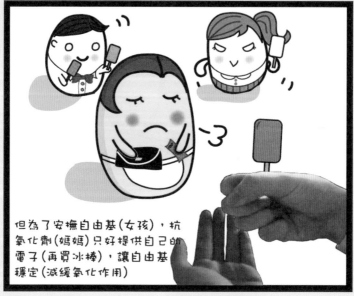

但為了安撫自由基（女孩），抗
氧化劑（媽媽）只好提供自己的
電子（再買冰棒），讓自由基
穩定（減緩氧化作用）

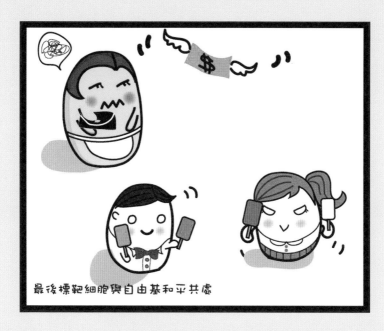

最後標範細胞與自由基和平共處

無所不在的自由基

一、自由基是如何產生的呢？

　　過多自由基會造成傷害，但它並非一無是處，適量的自由基對身體是有許多貢獻。正常的生理代謝就會產生自由基，所以自由基很大部分來源是自己體內製造的，主要有以下三類：

1.免疫系統製造：

　　正常生理狀況，身體遇細菌、黴菌、病毒或異物等侵入時，體內的防禦系統會通知免疫細胞製造大量自由基，以清除細菌或受感染細胞。

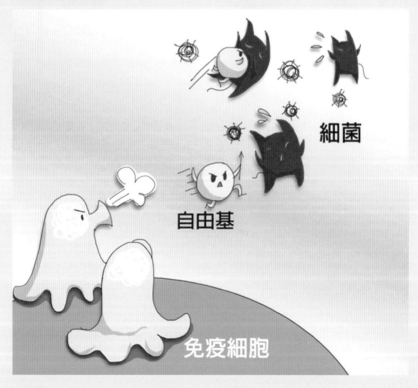

2、細胞代謝時產生：

粒腺體是細胞內產生能量的主要位置，因為是進行氧化還原的地方，因此也是產生自由基的主要地點。研究發現人類肌肉和肝臟細胞的粒線體功能會隨著年紀增加而下降，尤其在能量消耗較大的器官（如：腦、骨骼肌、心肌和肝臟），這種下降的趨勢特別明顯，而這些器官生理功能的衰退也是老化初期最先顯現的症狀，主要是因為過多的自由基無法有效率的排除。此外，肝臟進行解毒代謝反應時，為了增加異物（外來物）的溶解性以便於排出體外，所以這個過程也會產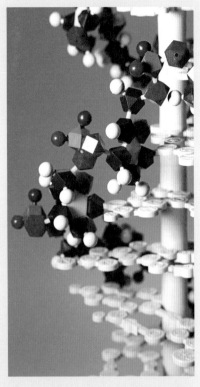生自由基。所以如果飲食中含有對身體有害的物質或藥物使用不當，引起肝臟更多的解毒負擔時，不僅肝臟負擔加重受到傷害，自由基的產生也會變多。

3、神經傳導需要：

正常生理狀況下，自由基在低濃度時是體內重要的訊號傳遞因子，就像一氧化氮是腦部主要的神經傳導物質，具鬆弛血管、記憶及男性生理勃起等功能，然而過多的一氧化氮也會引起某些疾病，如敗血性休克、糖尿病等慢性病。

二、不當飲食、不良生活習慣及外界惡劣環境誘發大量產生

1. 食用過多油炸食品
2. 抽煙、二手煙、喝酒
3. 日光曝曬、紫外線、電磁波、輻射線、癌症化療/電療
4. 環境污染：空氣、飲用水、工業廢水、土壤污染等。
5. 化學物質、藥物污染：食品添加物、農藥、毒物、蔬果污染。
6. 精神狀況：壓力過大、急躁、焦慮、鬱悶、緊張等不良的情緒。
7. 過度激烈運動

營養小博士

身體若受到異常環境影響，會使身體產生過量自由基，一旦體內自由基的數量超過人體正常防禦的範圍，就會產生「自由基連鎖反應」，促使蛋白質、碳水化合物、脂質等細胞基本構成物質，遭受氧化而成為新的自由基，再去氧化其他細胞；不斷的惡性循環下，人體的功能因此逐漸損傷敗壞，各種疾病就接踵而至。

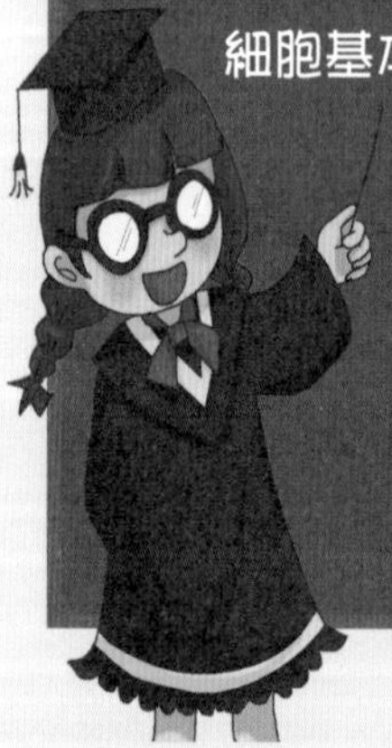

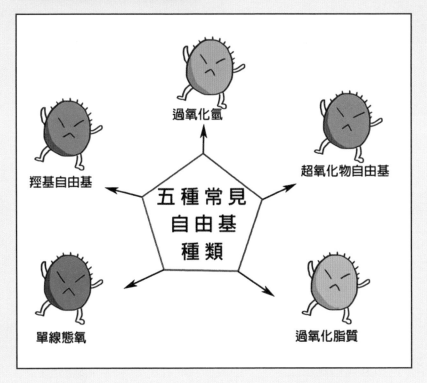

五種常見的自由基種類

過氧化氫

羥基自由基

超氧化物自由基

五種常見
自由基
種類

單線態氧

過氧化脂質

　　在自然界中，氧以安定的三重態氧（Triplet State Oxygen ,3O2）存在。安定的氧分子可經由不同的途徑活化形成單線態（ Singlet oxygen）、超氧化自由基（Superoxide anion）、過氧化氫、氫氧自由基（又名羥基自由基）（Hydroxyl radical）及過氧化脂質等自由基與活性氧，這些物質統稱為活性氧分子（Re-active oxygen species；ROS）。自由基和活性氧會經過生物性及環境因子而產生，並且經由連鎖反應形成更多的自由基。

自由基所造成的細胞損傷及相關疾病

自由基所造成的細胞損傷

1. **氧化細胞膜**：細胞膜上脂質受氧化→細胞膜變僵硬，流通性改變→營養成份不易進入→細胞逐漸壞死，如果破壞速度大於再生的速度，影響器官功能，提早老化。

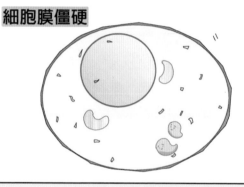

2. **攻擊蛋白質**：細胞內蛋白質扮演酵素的角色會失去甚至斷裂，造成不正常的新陳代謝而引發病變。

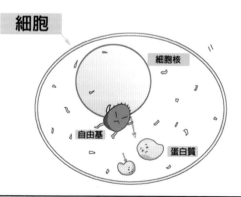

3.破壞DNA：DNA鍊斷裂或鹼基重組；斷裂細胞無法正
　　常修復而突變，重組發生偏差，遺傳發生
　　錯誤，因而導致癌症的產生。

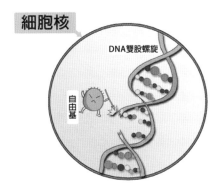

與自由基傷害有關的疾病

1.**循環系統**：心肌梗塞、缺血性腦中風、心臟衰竭、高血壓。

2.**呼吸系統**：慢性支氣管炎、氣喘。

3.**消化系統**：潰瘍、腸炎。

4.**免疫系統**：紅斑性狼瘡、類風濕性關節炎、腎絲球腎炎。

5.**神經系統**：巴金森氏症、老年癡呆症。

6.**代謝疾病**：糖尿病、高膽固醇血症、甲狀腺疾病。

7.**其他**：各器官之癌症、過敏、眼部疾病(如白內障、視網膜病
　　變)、皮膚病變(如異位性皮膚炎、乾癬)。

人體對抗自由基的防衛機制

　　由以上說明，我們逐步了解到自由基的產生及對身體的危害，而人體也發展出一套保護細胞免受自由基傷害的基本防護系統，簡單可分成三大屬性，分別是：

1. **重金屬和蛋白質結合：**

　　鐵和銅經由催化反應會產生氫氧自由基（OH‧），若鐵和銅能和蛋白質結合，細胞內就不再有游離的鐵或銅可以激發自由基的產生。

2. **體內自行合成的抗氧化酵素：**

　　人體自行合成的抗氧化酵素，能防止自由基的累積造成組織傷害。

3. **由食物攝取的抗氧化營養素：**

　　需由食物攝取，如維生素C及E、胡蘿蔔素、葉黃素、玉米黃質、黃梔配質、茄紅素、花青素等，多攝取是增強人體抗氧化防衛機制的重要關鍵。

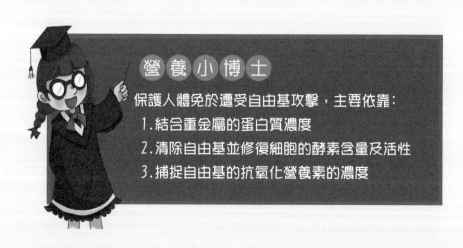

營養小博士

保護人體免於遭受自由基攻擊，主要依靠：
1. 結合重金屬的蛋白質濃度
2. 清除自由基並修復細胞的酵素含量及活性
3. 捕捉自由基的抗氧化營養素的濃度

哪些會影響身體清除自由基的能力：

　　雖然我們已經知道細胞內無時無刻都會產生自由基，但是大自然的巧妙安排讓身體有一套完整防衛機制，此抗氧化防衛機制的能力大小我們把它叫做：自由基清除效力（FRSC）。正常狀況時，因抗氧化機制正常，自由基會維持在最低濃度以下，以免造成細胞傷害，但當此效力下降時，自由基濃度則會上升，細胞受破壞機率就會增加。

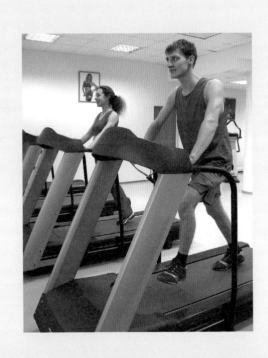

影響自由基清除效力(FRSC)的因素：

●基因影響FRSC
每個人的基因有所差異，因此導致每個人的抗氧化酵素數量及活性的不同，進而影響每個人先天的抗氧化能力。

●藥物降低FRSC
藥物代謝會增加抗氧化防衛系統的負擔，因為藥物會耗費細胞內的微量元素、維生素及其他抗氧化營養素的濃度，進而降低FRSC。

●抗氧化維生素或其他營養素不足會降低FRSC
抗氧化營養素在細胞膜上或細胞附近，形成預防自由基攻擊的第二道防線，如果不足時就會降低FRSC。

●疾病會降低FRSC
所有疾病都能使身體承受過多自由基負擔，進而傷害細胞。器官缺血時也會產生過多自由基，因此缺血期間愈長細胞受傷程度愈嚴重。此外，當組織出血時紅血球破裂，鐵從血紅素釋放出來，濃度超過組織的攜鐵能力時，過多的鐵就會加速組織內氫氧自由基（OH·）的產生，導致細胞死亡。

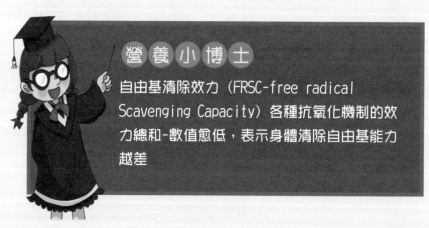

營養小博士

自由基清除效力（FRSC-free radical Scavenging Capacity）各種抗氧化機制的效力總和-數值愈低，表示身體清除自由基能力越差

抗氧化酵素及維生素

前面章節提到，
當身體自由基的濃度累積到一定量時，
會對細胞產生毒性造成不可逆轉的傷害。

因此，為避免這個情況發生，
我們身體內需要一支能快速反應的部隊，
來對抗自由基。

人體內多種自行製造的
抗氧化酵素就是扮演這樣的角色；
當過氧化物質在體內形成時，
這些酵素立即發揮作用，
利用氧化還原作用將過氧化物轉換成
毒害較低或無害的物質，
迅速降低氧化物的濃度及傷害。

抗氧化酵素及維生素

抗氧化酵素，迅速降低體內氧化物

身體內這套酵素性抗氧化防禦系統主要含有：

1. 超氧化歧化酶（Superoxide dismutase；簡稱SOD）。
2. 過氧化氫分解酶（Catalase）。
3. 穀胱甘太過氧化酶（Glutathione peroxidase；簡稱GSHP）等。

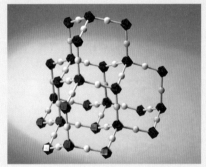

　　SOD會促使過氧化物中的超氧陰離子轉化成過氧化氫，藉由此機轉來消除超氧陰離子；而過氧化氫會再經由Catalase或GSHP還原成水和氧；另外GSHP也會還原脂質過氧化物，使它成為無毒害的物質。

　　值得注意的是這些抗氧化酵素並不是獨力完成氧化還原作用的，它們還需要某些礦物質才能發揮作用（例如：銅、鋅、硒、鐵等），人體對這些礦物質有一定的需要量，因此平日的飲食是否攝取足夠礦物質也會影響抗氧化酵素的正常運作。且抗氧化酵素的產量會隨著年齡的增加而減少。

　　進一步，若身體這些抗氧化酵素機制失調時，例如基因的表現能力下降或基因發生突變時，身體就必須依賴第二道防線

，也就是必須透過飲食或營養補充劑來提供身體足夠的抗氧化
營養素，以對抗自由基。接下來的章節我們將會逐一為您詳細
說明各種抗氧化營養素對身體的保護效果。

抗氧化酵素的作用機轉

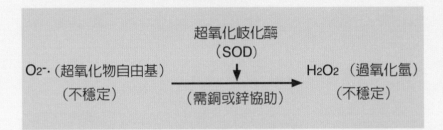

超氧化岐化酶
（SOD）

$O_2^-\cdot$（超氧化物自由基）　　　　　　　　　H_2O_2（過氧化氫）

（不穩定）　　　　　　（需銅或鋅協助）　　　　（不穩定）

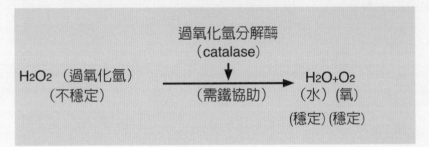

過氧化氫分解酶
（catalase）

H_2O_2（過氧化氫）　　　　　　　　　H_2O+O_2

（不穩定）　　　　　　（需鐵協助）　　　　（水）（氧）

（穩定）(穩定)

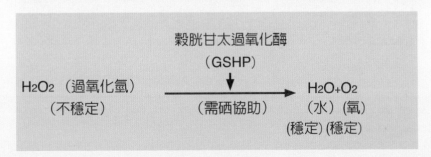

穀胱甘太過氧化酶
（GSHP）

H_2O_2（過氧化氫）　　　　　　　　　H_2O+O_2

（不穩定）　　　　　　（需硒協助）　　　　（水）（氧）

（穩定）(穩定)

人體自行製造的三種主要的抗氧化酵素

抗氧化酵素	存在位置	作用	輔助礦物質	主要食物來源
超氧化岐化酶（SUPEROXIDE DISMUASE，簡稱SOD）	粒腺體、細胞質	超氧自由基↓轉化過氧化氫+氧	鋅、銅	鋅：海產、肉類、肝臟、蛋、黃豆、花生 銅：肝臟、肉、魚、蝦、堅果類
穀胱甘太過氧化酶（GLUTATHIONE PEROXIDASE，簡稱GSHP）	血液、肝臟、粒腺體、細胞質	過氧化氫↓轉化水+氧	硒	海產、蔥、洋蔥、蒜
過氧化氫分解酶（CATALASE）	人體的各種組織	過氧化氫↓轉化水+氧	鐵	紅肉、肝臟、乾果類、深綠色蔬菜

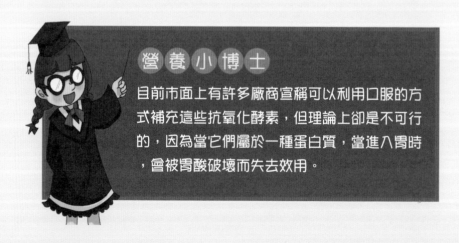

營 養 小 博 士

目前市面上有許多廠商宣稱可以利用口服的方式補充這些抗氧化酵素，但理論上卻是不可行的，因為當它們屬於一種蛋白質，當進入胃時，會被胃酸破壞而失去效用。

長壽與健康的方法

每當媒體訪問那些高齡長者，
問他們長壽與健康的秘訣在哪裡？
有人說享受生活、有人說是家和萬事興、
有人說要多笑、也有人說要多動‥各式各樣的回答都有。

但在日本調查高齡者的飲食中發現，
高齡者的飲食中有比較多的魚類及蔬果。

當巴西114歲的瓦倫亭（Maria Gomes Valentim）
（也是金氏世界紀錄全球最長壽的人）
他直接說
「健康的飲食習慣，
充足的蔬果是自己長壽的唯一秘訣」。
這原因在於自然的蔬果飲食中，
富含被稱為「抗氧化營養素」的成份，
這就是健康與長壽的要素之一。

以下就來介紹主要的「維生素型抗氧化」成分吧！

維生素E，細胞膜上重要的抗氧化劑

維生素E是良好的抗氧化物質，時常被用來添加在油脂中，用來抑制不飽和脂肪酸的氧化作用，如果你注意市售的速食麵、餅乾類食品的成分標示，也會發現都有微量維生素E的添加，目的在利用其抗氧化功能來達到食物防腐的作用。

在人體中，不飽和脂肪被氧化時，如果沒有即時被阻止，將會產生一連串的脂質過氧化連鎖反應，使脂肪產生聚合作用，當這些大分子的脂質聚合物沈積在血管壁時，會使血管發生硬化或阻塞。

維生素E主要分佈在細胞膜表面的磷脂質、血液中的脂蛋白（Lipoprotein)和腎上腺中，它可以保護各類細胞的細胞膜不受傷害，維持正常功能，保護富含脂質的組織（例如大腦等神經組織）免受自由基的侵害。

因為維生素E是脂溶性的，可以儲存在體內，因此並不像維生素C一樣需要大量補充，並且只要維生素C的量充足，就可以將部份被氧化的維生素E還原，恢復它抗氧化的功能。根據台灣 每日營養素攝取量建議量表（Recommended Daily Nutrient Allowance；簡稱RDNA)，一般人維持健康的維生素E建議量約15~18國際單位(International Unit；簡稱 I.U.)；或10~12毫克 α-生育醇當量(αtocopherol equivalent；簡稱α-TE）；而每日的攝取量上限為1000毫克α-TE。服用維生素E的最佳時機是每餐飯後，因為它的吸收需要脂肪的協助。

維他命E屬於脂溶性，會囤積在肝臟無法代謝，可能會產生肝毒性，因此建議盡量從飲食中攝取富含維生素E的堅果類，或是以複方營養劑的型式取代單方高劑量的補充方式比較安全。

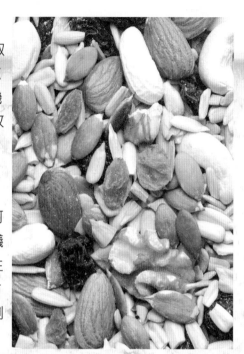

擔心罹患癌症嗎？別忘記攝取維生素E

目前有相當多的研究都指出體內的維生素E濃度較少的人，罹患許多不同類型的癌症機率增加，尤其是台灣男性最擔心的攝護腺癌與肝癌。美國國家老化學會（National Institute Of Aging）也發表人們攝取維生素E補充品的研究，在一萬一千七百六十八位年齡介在六十五至一百零五歲之間的研究中指出，每天使用維生素E補充品的人比沒有使用的人，死於癌症的比例要低百分之四十一，而死於心臟病的比例也低百分之四十，所以要預防癌症及心臟病請別忘記維生素E的補充。

長壽基因的泉源－維生素E

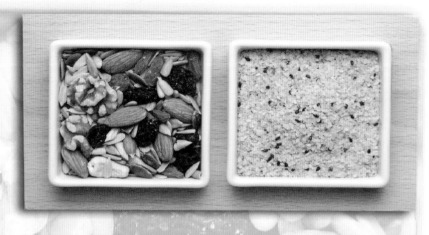

　　打從有歷史記載以來，人們總是擔心外表的老化，從2000多年前埃及豔后時代流行的牛奶浴到現今台灣人最喜愛使用的面膜，人們總是想利用各種方法來留住肌膚青春時光。現今的研究證實在外表老化現象發生之前，體內細胞就已經先產生老化現象了。在細胞的研究中，老化現象之一是身體內的特定細胞會開始出現一種老化色素，叫做「脂褐質」（Lipofuscin）。這種情況在腦部和心臟更為明顯。而「脂褐質」的形成說穿了也是一種細胞過氧化，也就是蛋白質、脂肪氧化的直接產物。簡單的說，你可以想像一塊豬肉放在陽光下的情況，它會逐漸開始腐壞，你也可以想像成你體內的細胞也是如此，只是過程緩慢多了。而維生素E可以在細胞組織層預防這種情況的發生，這也就是長壽秘訣之一。

　　當在培養皿培養細胞時，通常需要等到細胞達到成熟老化生命週期的末期時才會產生「脂褐質」，但是當減少細胞生長所需養分時，細胞在生命的早期便會提前出現「脂褐質」，也就是加

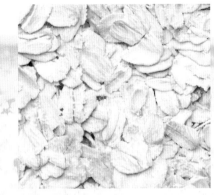

快了老化的進行，但是加入維生素E能阻止「脂褐質」的製造，也就是能阻止了細胞老化的進行。

　　在另一個研究中指出，一般細胞生命週期是有限，也就是說細胞能分裂的次數越多，表示細胞能存活較長的時間，當維生素E添加到細胞培養皿後發現能大幅延長細胞分裂次數達到兩倍以上。

　　此外，若將細胞在成長階段中使用光線曝曬，會使得細胞快速死亡，這是因為光線引發的氧化自由基，會傷害細胞。但是在細胞接受光線照射前，若先給予維生素E，卻驚人的發現細胞能完全存活下來，且還能活到應有的生命週期結束，這也顯示維生素E賦予細胞額外的抗氧化保護，能讓細胞活得更久。所以下次在陽光強烈下出門時，除了勤塗防曬乳外，也別忘記平常應該補充足夠的維生素E。

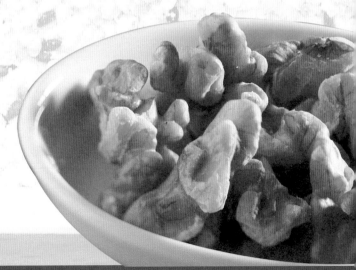

維生素E，心臟病的天然處方藥

　　你是否曾經在夜深人靜時，看到呼嘯而過的救護車緊急出勤呢？夜間心臟病發作及猝死的案例近年更是常見。現代人的工作壓力與飲食放縱，都是造成原先已硬化的心血管進一步惡化的主要原因，也容易造成無法挽回的悲劇。現今研究的結果也已經了解適量維生素E可幫助心血管疾病的預防。

　　根據研究維生素E可以停止心臟病的進展以及降低LDL-C（低密度脂蛋白膽固醇，也就是壞膽固醇）氧化的程度，同時減少細胞產生的自由基，並降低白血球吞噬被氧化的低密度脂蛋白膽固醇數量，進而阻止動脈粥狀硬化繼續形成的過程。

　　一篇大型的流行病學調查顯示，追蹤高達八萬七千名女性醫療從業人員，持續吃兩年以上的維生素E的人，她們發生心臟病的比例比沒有吃的人員低了百分之四十一。男性醫療專業人員也是，每天使用兩百國單位維生素E的人比沒有使用的人，心臟病發生的比例要低百分之三十七。但最近的研究也發現若單方補充高劑量的維他命E，反而可能提高心臟病發作風險。因此雖然維生素E有保護心血管疾病的功能，還是要再次提醒大家，維生素E的補充一定要適量，才不會對身體有造成的傷害。

　　許多研究病例中發現一個有趣的現象，也就是當體內LDL（低密度脂蛋白膽固醇）裡的維生素E含量越低的話，病患冠狀動脈阻塞的嚴重度越高。因此，很顯然的維生素E含量高與心臟病的預防有很大的效果，也是為何衛生署新版的飲食指南要將富含維生素E的堅果納入每日飲食指南的原因了。

老年人應該補充的營養素——維生素E

　　人們對生命的延長是一種渴望，但你能想像你的後半生可能是整日與病榻纏綿或是癡呆到忘了所有一切嗎？相信這才是生命中最大的恐懼。在老化相關疾病中，失智症算是一個相當令人害怕的疾病，患者可能出現了明顯的記憶力衰退、智力喪失、思考障礙、社交及情緒功能障礙以及異常行為，到最後患者連自己都不認得，需要24小時的照料。根據統計，國內老年失智症的盛行率約為2~4％，也就是全國大概有二至四萬名失智老人，而絕大多數是阿茲海默氏症（Alzheimer's Disease），這也是為什麼阿茲海默氏症常常被稱為老年失智症或是老年癡呆症的原因。台灣每年新增加失智症病患大約在一萬五千名左右，在加上平均壽命的增加，失智症會是已經是「老人國度」的台灣未來要面對的一大主要的醫療及社會問題。

　　目前我們雖然不能肯定阿茲海默症的病因，但能確定與自由基有著很大的關聯。由於腦神經細胞極容易受到氧化自由基傷害，且在阿茲海默症患者的腦中發現，他們比正常的人有較多的脂肪過氧化反應（表示受到氧化性傷害），而維生素E能降低脂肪

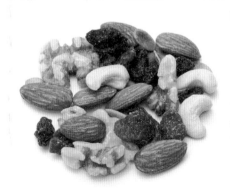

過氧化反應，正好可以保護腦神經細胞免於自由基的傷害。在國外的一篇維生素E與藥物對於阿茲海默症的研究中，分別給予三百四十一位患有輕中度的阿茲海默症患者藥物、維生素E或藥物混合維生素E，經兩年的追

蹤結果發現，單獨使用維生素E的患者，病情延緩惡化的程度比使用藥物或是藥物混合維生素E的方法好。證實了維生素E在延緩病情以及保護腦神經細胞受氧化攻擊的作用中發揮了很好功效。

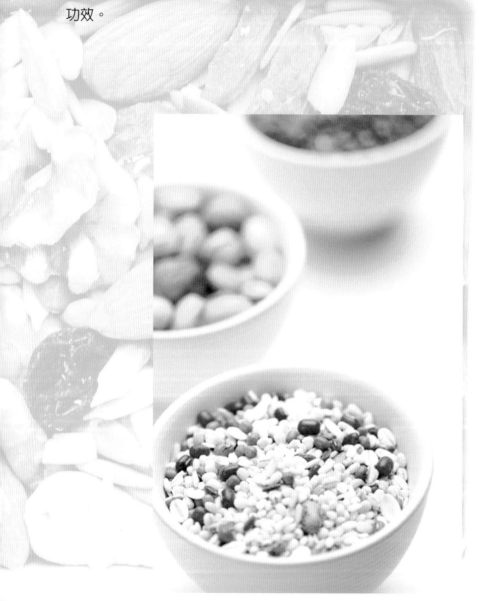

營養小博士

維生素E的健康效果

1. 維生素E能抗自由基：

   維生素E的抗自由基功能是由於結構上，在苯環上有一個羥基，具還原性，能產生捕捉自由基的作用。

2. 維生素E與抗衰老：

   維生素E能延緩細胞與臟器的老化，保持青春。

3. 維生素E與免疫：

   維生素E的缺乏對人類或動物的免疫功能均有影響，不僅會造成免疫降低，而且對細胞免疫也有很大影響。

4. 維生素E與心血管病：

   維生素E能減少動脈內皮細胞病變及平衡內皮細胞膽固醇代謝，因此可降低動脈粥狀硬化的發生。

5. 維生素E與肝臟：

   維生素E也是肝臟的重要保護因子之一。維生素E對多種急性肝損傷具有保護作用，對慢性肝臟纖維化有延緩作用。

6. 維生素E與皮膚：

   維生素E可以進入皮膚細胞對抗自由基，並預防肌膚角質化。

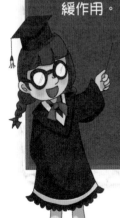

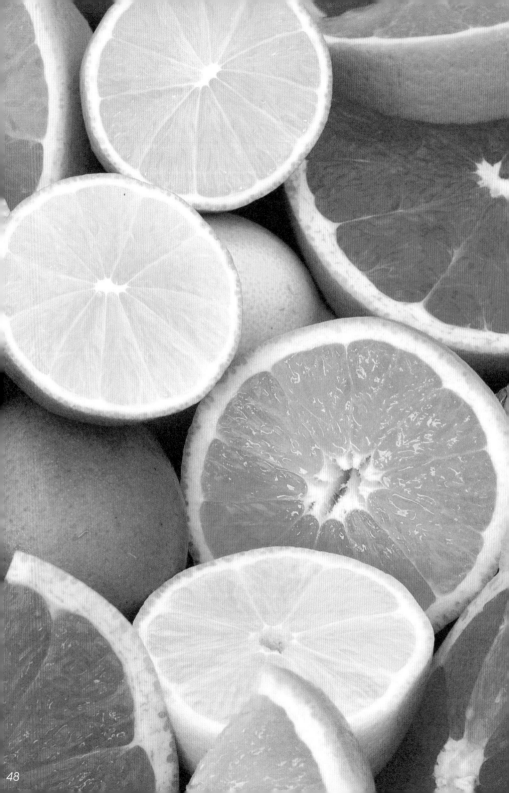

愛找航海員麻煩的維生素C

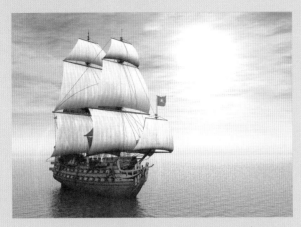

每個人心中都有自己的海洋夢，希望能在一望無際的海洋與夕陽中，伴隨微微吹來的和煦海風與信天翁一同遨遊世界。但是對於發現新大陸的哥倫布與同時期的航海家來說，遠程航行卻是可怕的夢魘。當時只要是長程的海上航行，水手們就非常容易生病，牙齒也非常容易流血，甚至是皮膚出現紅色斑點和黏膜出血，部分患者甚至無法自行活動，最終導致死亡，人們便稱這種病為壞血病。雖然哥倫布的健康在隨著發現美洲大陸的宣告成功後獲救，但是，繼哥倫布之後，第一個環繞地球一週的麥哲倫與他的船員就沒這麼幸運了，據說有三分之二的船員在漫長的旅途中因為壞血病而死亡。單單在17~18世紀之間，有超過一百萬的航海員死在這種現在看似簡單的疾病身上。

早在公元前約400年希臘的醫學之父希波克拉底就有描述過壞血病，但直到1747年才由一位英國海軍軍醫—詹姆士・林德發現治療的方法。當時他發現壞血病都發生在一般船員身上，而幹部卻很少得到壞血病。那時候大家一度認為和過度運動有關，因為低階船員通常負責大量消耗體力的活動，直到有一天，他偶然到一般船員的餐廳用餐，突然發現一般船員的伙食，

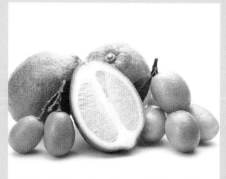

只有麵包與醃肉，而高階船員卻多了高麗菜芽與少量的水果。所以詹姆士‧林德心想或許新鮮蔬果可以治療壞血病。後來，他們遇上滿載柳橙與檸檬的荷蘭貨船，林德醫師買了柳橙與檸檬來治療壞血病人，效果非常好。

　　因此詹姆士‧林德醫師再接再厲在船上做了更詳細的實驗，將出現壞血病的船員，大家都吃完全相同的食物，分別給予當時認為有效的藥物蘋果酒、稀硫酸、醋、海水，以及每天吃兩個橘子和一個檸檬，實驗的結論是吃柑橘水果的人好轉，其它人病情依然。後來林德在1753年出版《壞血病大全》之中發表了他的實驗。另外一個有名的航海家庫克船長（澳洲、紐西蘭就是他發現的），讀了詹姆士‧林德醫師的報告後，帶了大量的水果出航，使壞血病獲得有效的預防。之後英國海軍也開始提供水兵萊姆汁，讓船員的健康更有保障。英國能在十九世紀享有「日不落國」的美譽，除了船堅砲利外，萊姆汁也有不可思議的貢獻。

　　但真正到了二十世紀，預防壞血病的物質—維生素C，才由匈牙利科學家艾伯特‧聖捷爾吉等人分離出來，這項的傑出成就不僅對防治壞血病、保護人類健康做出了偉大貢獻，一九三七年更獲得了諾貝爾獎。有趣的是，首度分離出維生素C的不是從我們常使用柳橙與檸檬等柑橘類獲得，而是從辣椒而來的。

你是否也缺乏維生素C呢？

　　首先我們必須先了解一件事，在生物界，人類是少數不能自行製造維生素C的生物（動物界中只有高階的靈長類、天竺鼠、食果性蝙蝠等與人類相同）。絕大多數的生物都能在體內自行利用葡萄糖合成維生素C，而且製造量還很驚人，舉個例子來說，吃草的山羊每天會製造高達一萬三千毫克的維生素C，其他生物還有高達兩萬毫克的。但是，不能自行合成維生素C的基因缺陷對我們的老祖宗並不會有太大影響，因為我們的老祖宗很容易能從自然界中攝取富含維生素C的蔬果，對他們而言蔬果是不虞匱乏。

　　但是今天，大多數人攝取維生素C的量，遠低於建議量。以美國人為例，有百分之二十五的美國人每天所吃的維生素C，少到連一日建議攝取量六十毫克都達不到。如果你是癮君子，你肺部和血液中的維生素C含量就會更少了，其他如壓力、環境污染等情況下身體會需要更多維生素C，如不適當補充根本不足以應付環境的氧化壓力。舉例來說，我們知道人類精子中維生素C濃度是血液的八倍，因為精子中的DNA需要維生素C的幫忙避免受到氧化破壞。一項針對精子的研究指出，如果每日的維生素C攝取達不到兩百毫克的話，是無法幫助精子對抗氧化傷害，

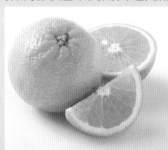

但一般男性通常達不到這個劑量。在加州大學的一項長達十年人數高達一萬兩千人的研究也顯示，每日補充維生素C比每日建議量高的人，因為心臟病及癌症死亡的風險顯著下降很多。

中華民國行政院衛生署維生素C建議攝取量		
年齡	建議攝取量（毫克/日）	上限攝取量（毫克/日）
0~3月~	40	
6~9月~	50	
1歲~	40	400
4歲~	50	650
7歲~	60	650
10歲~	80	1200
13歲~	90	1800
16歲~71歲~	100	2000
懷孕期	110	2000
哺乳期	140	2000

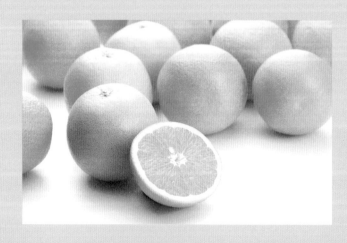

維生素C多元化的促進健康

在生物體內維生素C是一種很強的還原劑（抗氧化劑），它能夠保護身體免於氧化的威脅，但更重要的是維生素C能協同脂溶性維生素E，其作用在於當維生素E失去能力變成自由基時，給予充電還原，使維生素E能再恢復抗氧化能力，強化整體抗氧化系統。

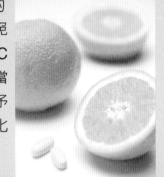

而氧化作用過的維生素C會轉化為它的氧化形式—左式脫氫抗壞血酸（L-Ascorbic Acid），左式脫氫抗壞血酸是一個與葡萄糖相似的結構，它能很輕易的與葡萄糖進入細胞裡面，再被還原成抗氧化物維生素C的型態，然後再回到血液中發揮它的保護功能，這就是維生素C較為獨特的地方。此外，維生素C的活性還原也可以經由抗氧化酵素GSHP加以再生。由此可知，抗氧化物質可以相輔相成的提供抗氧化保護作用，所以當維生素C充足時，可以達到多重的抗氧化效果。

維生素C並參與體內膠原蛋白、神經傳導物質、膽固醇及荷爾蒙等物質的生合成。維生素C是膠原蛋白製造過程中所必需的輔因子，也是構成膠原蛋白的要素，所以維生素C可以促進傷口癒合、燒傷復原及增加對抗感染的能力。此外，維生素C還可將三價鐵（Fe^{3+}）還原為較易吸收型式的二價鐵（Fe^{2+}），加速鐵透過小腸黏膜而被吸收。

維生素C身為抗氧化家族的一份子，除了在肌膚美白等方面

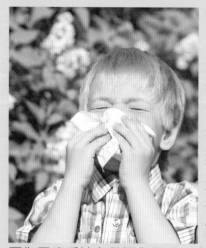

聲名大噪外，最津津樂道的應該是對抗疾病方面的能力。很多人甚至把維生素C當作治療感冒的特效藥，有研究指出每天給予1000毫克的維生素C補充劑可有效減少45%感冒症狀或其他感染，甚至長時間低劑量補充（每天200毫克，連續使用六個月）也能減少發生嚴重感冒的機率；而造成此功效的可能原因或許是因為免疫系統在發揮作用時，會製造較多的自由基，進而使免疫細胞死亡，幸好維生素C在免疫細胞內的濃度比血漿中高出二十至一百倍，也就是這種高濃度的條件下，能保護我們體內免疫細胞，使我們身體免疫系統能發揮其應有效能。

當然，維生素C還不單如此，它可以強化結締組織，增強肌膚表皮健康，直接阻擋病毒入侵體內，跟免疫細胞做到內外的協同保護。在癌症研究上，維生素C很早就被多項研究證實具有對抗亞硝酸胺的功效（一種已知能促進胃癌或腸癌發生的致癌物）。在2007年有研究人員甚至發現了另一項更直接的證據證實，維生素C可促使多種人類癌細胞的凋亡。

所以，只要每日攝取充足的蔬果或是更積極點，補充合適的維生素C補充品，對一般人的健康就會有很大的健康效果，且由於維生素C為水溶性維生素，可協助鐵的代謝、貯存及利用，更適合血液透析（俗稱洗腎）患者（因需要較多的鐵）來補充。

營養小博士

維生素C的健康效果

1. 抗氧化

可以保護其它抗氧化劑，如維生素E及不飽和脂肪酸被自由基氧化，防止自由基對人體的傷害。

2. 預防壞血病與牙齦萎縮、出血

維生素C能維持微血管壁健康，使微血管保持正常強度與彈性，避免微血管受到受損破裂，而導致的出血現象。

3. 預防動脈粥狀硬化

降低膽固醇在動脈內壁的沉積，使血管壁不易形成粥狀斑塊。

4. 膠原蛋白的合成

膠原蛋白的合成需要維生素C的參與，因此與肌膚的彈性、骨骼成長、傷口癒合等有關。

5. 幫助鐵吸收

促進腸道對鐵的吸收，將三價鐵還原成易吸收型的二價鐵，有助於治療缺鐵性貧血。

6. 防癌與提高人體的免疫力

可以抵禦自由基對細胞的傷害防止細胞的變異，同時維生素C也可促進淋巴母細胞的生成與免疫球蛋白的合成，提高人體對外來病菌和癌變細胞的識別和殺滅。

參考文獻

· Argyriou AA, Chroni E, Koutras A, Ellul J, Papapetropoulos S, Katsoulas G, Iconom-
  ou G, Kalofonos HP. Vitamin E for prophylaxis against chemotherapy-induced
  neuropathy: a randomized controlled trial. Neurology.11;64(1):26-31, 2005
· Hong SW, Jin DH, Hahm ES, Yim SH, Lim JS, Kim KI, Yang Y, Lee SS, Kang JS,
  Lee WJ, Lee WK, Lee MS. Ascorbate (vitamin C) induces cell death through the
  apoptosis-inducing factor in human breast cancer cells. Oncol Rep 18, 811-5, 2007.
· JL. SGaS. Oral inhibition by micronutritents. Oral Oncol Eur J Cancer . 29, 9-16, 1
  993.
· Jomova K, Valko M. Advances in metal-induced oxidative stress and human
  disease
· Toxicology 283, 65-87, 2011.
· Kim Y-N, Giraud, D.W., and Driskell, J. A.: Tocopherol and carotenoid contents of
  selected Korean fruits and vegetables. J. Food Compos. Anal. 20, 458–465, 2007.
· Nagao T, Ikeda N, Warnakulasuriya S, Fukano H, Yuasa H, Yano M, Miyazaki H, Ito
  Y. Serum antioxidant micronutrients and the risk of oral leukoplakia among Japan-
  ese. Oral Oncol 36, 466-70, 2000.
· Pauling L. The significance of the evidence about ascorbic acid and the common
  cold. Proc Natl Acad Sci U S A 68, 2678-81, 1971.
· Scully C. Oral precancer: preventive and medical approaches to management. Eur
  J Cancer B Oral Oncol 31B, 16-26, 1995.

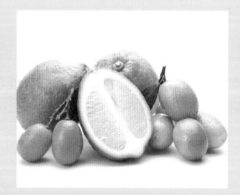

植化素，隱藏在植物裡的健康

『老外、老外，三餐老是在外』，

還記得2004年，
職棒球星—張誌家所拍攝的那耳熟能詳的廣告嗎？
詼諧的廣告語句，
輕鬆道出國人缺乏蔬果的飲食型態。

根據行政院衛生署調查，
國人每天吃三份蔬菜的比率只有30%，
每天吃二份水果的比例，也只有11.4%。

因此，近年來台灣癌症基金會和美國營養師協會
更是大力推廣「蔬果五七九」及「彩虹攝取原則」，
建議學齡前兒童每日攝取五份蔬果、
成年女性七份、男性九份，
及盡量食用像彩虹般色彩豐富的蔬果。

接下來將深入淺出為您解析
為什麼這些蔬果對身體健康這麼重要。

植化素，隱藏在植物裡的健康

　　話說地球剛有植物出現時只有「綠色」，漸漸的威脅這些植物生存的因素開始變多了，氣候冷熱無常，火山爆發，接著昆蟲、爬蟲類、哺乳動物陸續出現，因此植物不得不演化出保護自己的物質，經過這數億年的演化，這些物質讓植物的顏色漸漸豐富，不再只是綠色，而且讓世界變得五彩繽紛，這些物質我們稱為「植化素」或是「植物化學物質」。

　　這些植化素不僅讓每種植物擁有獨特性的顏色，更是植物用來保護自己的特別物質，例如某些植化素讓植物具有特殊的顏色及味道，可以吸引蝴蝶及蜜蜂來傳播花粉，以繁殖後代；有些植化素具有特殊的氣味，可以驅趕傷害植物的動物或昆蟲；還有一些植化素為植物建立堅固的防禦系統，幫助植物對抗細菌、病毒或真菌的侵襲。有些植化素具有良好的抗氧化功能，幫助植物清除自由基，讓植物展現旺盛的生命力。植化素不僅讓植物擁有美麗、健康、朝氣，最特別的是，植化素更是上帝賜給我們最棒的禮物，透過它讓我們同樣獲得健康、美麗與活力。

大家可能都知道，當野生的狗生病的時候，牠們會去找尋適當的植物來治療自己，植物中能夠醫治疾病的主要成分就是植化素。本草綱目中記載著各類植物可以醫治疾病的智慧，這些能夠醫治疾病的成分就是我們現今所說的植化素。

希望這些解說，讓你對植化素有初步的了解。

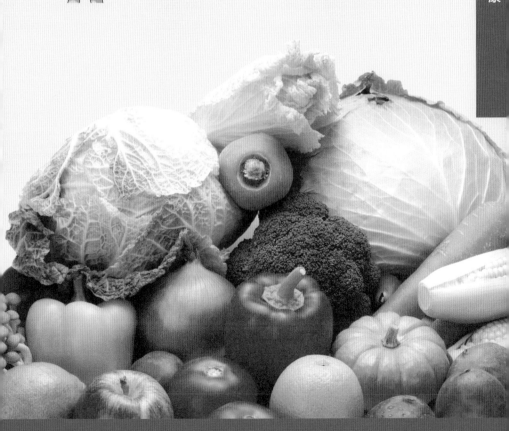

植化素的祕密

　　每次對群眾演講或是在營養門診中，不論面對哪一個族群的民眾或是病人，總是要強調蔬菜水果的重要性，不僅份量攝取要足夠，還需要色彩豐富的蔬果。有沒有想過，這些五顏六色的蔬果能帶來怎樣的健康？在水果和蔬菜中有一種植物化學物質（簡稱植化素；Phytochemicals），這種植化素同時也造就蔬果的鮮豔的色彩，例如：番茄的茄紅素，深綠、紅、黃色蔬果的 β-胡蘿蔔素、葉黃素、黃梔配質，藍紫色的花青素等。

　　這些植化素雖不像維生素及礦物質一樣，提供人類成長及維持生命所需的養份，但卻是我們維持及促進健康所必需的重要元素。植化素讓我們擁有更好的抗氧化能力，幫助有效清除體內自由基，預防心血管和癌症等多種疾病發生，還能提升身體對抗各種老化疾病的能力，幫健康加把勁。

表一、台灣地區民眾每天蔬果攝取狀況

每天蔬菜攝取	比率	每天水果攝取	比率
幾乎不吃	0.6%	幾乎不吃	4%
1道或少於1道	18%	1份或少於1份	70%
1~2道	35%	1~2份	14%
2~3道	17%	2~3份	11.4%
3道以上	30%		

資料來源：行政院衛生署

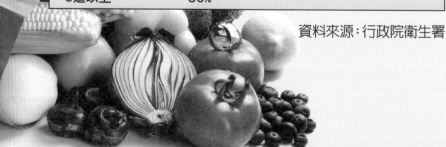

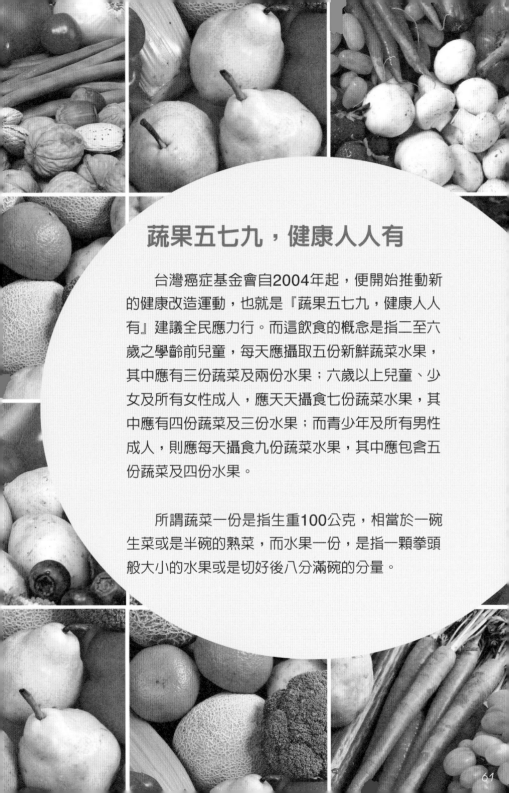

蔬果五七九，健康人人有

　　台灣癌症基金會自2004年起，便開始推動新的健康改造運動，也就是『蔬果五七九，健康人人有』建議全民應力行。而這飲食的概念是指二至六歲之學齡前兒童，每天應攝取五份新鮮蔬菜水果，其中應有三份蔬菜及兩份水果；六歲以上兒童、少女及所有女性成人，應天天攝食七份蔬菜水果，其中應有四份蔬菜及三份水果；而青少年及所有男性成人，則應每天攝食九份蔬菜水果，其中應包含五份蔬菜及四份水果。

　　所謂蔬菜一份是指生重100公克，相當於一碗生菜或是半碗的熟菜，而水果一份，是指一顆拳頭般大小的水果或是切好後八分滿碗的分量。

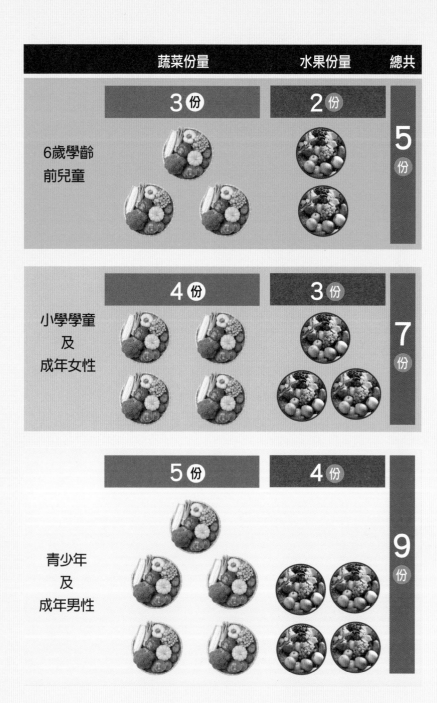

	蔬菜份量	水果份量	總共
6歲學齡前兒童	3份	2份	5份
小學學童及成年女性	4份	3份	7份
青少年及成年男性	5份	4份	9份

蔬果的彩虹攝取原則

　　除了力行蔬果天天五七九外，更需注意多攝取各種顏色的蔬菜水果，蔬果的顏色大致可分為紅、橙、黃、綠、藍、紫、白等七種顏色，好像雨後的彩虹一樣，如果我們每天能夠均衡攝取到這七種顏色的蔬菜和水果，就可以維持身體健康。

	各類蔬果所含的植物化學成分	可能的功效
紅色	紅蘋果、甜菜根、紅辣椒、番茄、紅色甜椒、紅洋蔥、紅葡萄、草莓	胡蘿蔔素、茄紅素、花青素、紫甜菜素、槲黃素、酚酸、鞣花酸、葉酸、維生素A、維生素C、類黃酮素、苯甲酸、兒茶素	降低癌症發生率 促進心臟健康 提升記憶力 促進尿道系統健康 預防紫外線傷害皮膚
橙黃色	胡蘿蔔、葡萄柚、芒果、哈密瓜、南瓜、蕃薯、杏桃、玉米、柑橘、薑黃	胡蘿蔔素、葉黃素、玉米黃質、茄紅素、薑黃素、檸檬素、萜烯類、皂角甘、木質素、異黃酮、維生素C、類黃酮素、葉酸	抗氧化 預防心血管疾病 促進視覺健康 預防癌症 預防紫外線傷害皮膚

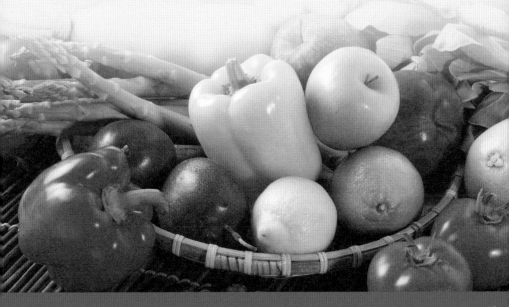

		各類蔬果所含的植物化學成分	可能的功效
綠色	菠菜、酪梨、蘆筍、青花菜、甘藍菜、奇異果、綠茶	胡蘿蔔素、葉黃素、吲哚類(indoles)、蘿蔔硫素、異硫氰酸鹽(isithiocy)、含硫有機化物(麴氨基硫、硫辛酸)、薑黃素、兒茶素、玉米黃質、葉酸、維生素C、類黃酮、萜烯類、多酚類	抗氧化 降低癌症發生率 促進視覺健康 預防心血管疾病
藍紫色	黑醋栗、藍莓、山桑子、葡萄、葡萄乾、茄子、梅子、桑椹、李子	花青素、胡蘿蔔素、維生素A、維生素C、葉酸、綠橼酸、兒茶素、類黃酮	降低癌症發生率 促進尿道系統之健康 有助改善記憶力 抗氧化
白色	高麗菜、洋蔥、白花椰菜	含硫有機化物、維生素C、薑黃素、蒜素、檸檬素、萜烯類、皂角甘、木質素、類黃酮、櫪黃素、多醣體	降低癌症發生率 促進心臟健康 調節免疫功能

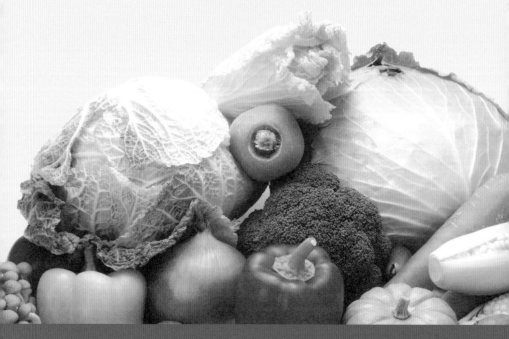

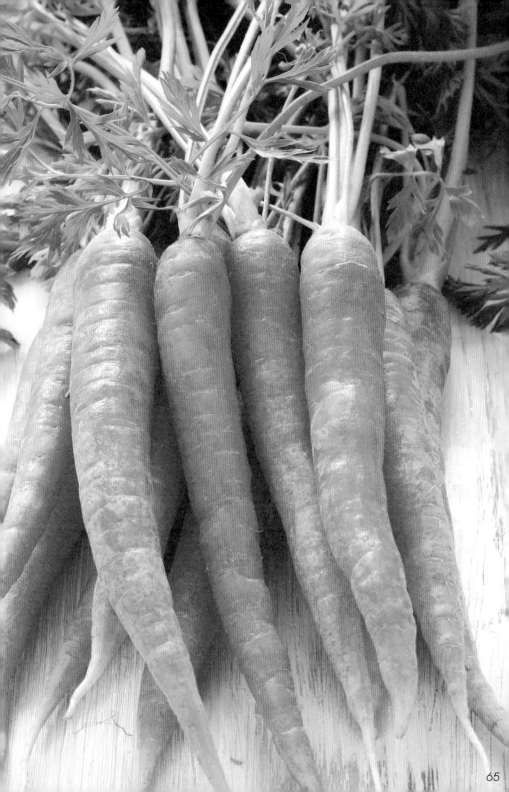

β−胡蘿蔔素是維生素A的前驅物

類胡蘿蔔素為生物學上極重要的化合物，而且廣泛存在於綠色植物中。類胡蘿蔔素屬於脂溶性色素，顏色以黃色、橘色和紅色為主，到目前為止，已有七百多種的類胡蘿蔔素被分離鑑定出來。人體血液中最重要的類胡蘿蔔素包括β−胡蘿蔔素、α−胡蘿蔔素、番茄紅素、隱黃素（cryptoxan-thin）、葉黃素及少量的玉米黃質等。

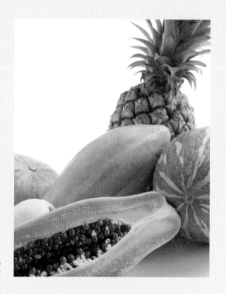

胡蘿蔔名稱的起源是由於它是由西域傳進中國的，因此古人給它加上一個「胡」字。而胡蘿蔔的色素後來被化學家分析出來是一種化學物，因此人們就將它命名為胡蘿蔔素，並一直沿用到今天。

β−胡蘿蔔素是一種廣泛存在於綠色和黃色蔬菜的植物色素，它的結構主要是由4個異戊二烯雙鍵首尾相連而成，屬四萜類化合物，在分子的兩端各有1個β−紫蘿酮環，特別有趣的一點是，此結構示中央可斷裂，而分裂後的結構剛好是2個維生素A分子，因此可視為維生素A的前驅物，並有多個雙鍵且雙鍵之間共軛。同時具有吸收光線的特性，因此在光線下會呈現黃色。

β-胡蘿蔔素的化學結構

營養小博士

維生素A具有以下功能：

1. 眼睛保健：預防夜盲症。

2. 促進骨骼成長及牙齒生長。

　3. 輔助皮膚健康及幫助頭髮、黏膜之形成及維持。

　　4. 增加人體對呼吸道感染之抵抗力。

而β-胡蘿蔔素是維生素A的前驅物，因此我們可以由攝取足夠的β-胡蘿蔔素達到相同效果。

β–胡蘿蔔素能消除過多的自由基

　　β–胡蘿蔔素是類胡蘿蔔素家族中的主要成員，除了是維生素A的前趨物外，還可消除單重態氧的毒性及作為自由基的清除劑，特別可以消除白血球（如吞噬細胞）所產生的過多自由基。

　　因為β–胡蘿蔔素是蔬果中黃色的來源，所以常見的橘色系的胡蘿蔔、地瓜、木瓜、芒果、紅番茄，綠色系的蔬果如茼蒿、油菜、菠菜、韭菜等，都是富含β–胡蘿蔔素的蔬果。類胡蘿蔔素的濃度會隨個人的生活及飲食習慣而變化，一般吸煙者的β–胡蘿蔔素濃度比不吸煙者低約百分之二十，同樣的，經常飲酒者的β–胡蘿蔔素濃度比不飲酒者低約百分之二十。另外，使用口服避孕藥之婦女的β–胡蘿蔔素濃度明顯比使用其他避孕方式的婦女低。曾有一份針對日本人所進行的調查指出，除去煙、酒及飲食差異等因素後，發現女性血清中之β–胡蘿蔔素濃度高於男性。但目前尚無明確的證據顯示此差異是肇因於性別之不同或是受到生活習性之影響。

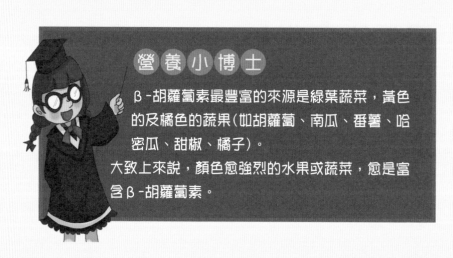

營養小博士

β–胡蘿蔔素最豐富的來源是綠葉蔬菜，黃色的及橘色的蔬果(如胡蘿蔔、南瓜、番薯、哈密瓜、甜椒、橘子)。

大致上來說，顏色愈強烈的水果或蔬菜，愈是富含β–胡蘿蔔素。

β-胡蘿蔔素不只是維生素A的前驅物

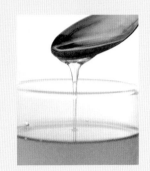

β-胡蘿蔔素是一種天然的植物色素，其油溶性的特性與其顏色會因濃度不同而產生不同的變化，幾乎可涵蓋由紅色至黃色的所有色系，且在安全性上高，因此在食品工業上相當受到歡迎。包括，人造奶油、膠囊、魚漿煉製品、素食產品、飲品、泡麵等的色素使用。另外，β-胡蘿蔔素在飼料、化妝品等方面也有重要用途。

一開始科學家對β-胡蘿蔔素並沒有太多關注，只是把β-胡蘿蔔素當作維生素A的替代品，因為β-胡蘿蔔素可以在體內轉變成維生素A。隨著科學研究的發達，發現β-胡蘿蔔素有捕抓自由基的高超能力，並能防止維生素C受到氧化及還原受氧化的維生素E，讓β-胡蘿蔔素在抗氧化的地位上占有一席之地。

攝取大量β-胡蘿蔔素目前並無中毒之報告。除了長期大量攝取時（每天吃七、八條紅蘿蔔，持續三個月以上）會使皮膚變黃外，並沒有其他問題。雖然β-胡蘿蔔素是維生素A的前驅物，不過維生素A並不像β-胡蘿蔔素具有良好的抗氧化作用，且維生素A過量時可能會中毒，引起噁心、脫髮、骨頭酸痛、倦怠及嗜睡，而孕婦服用過量的維生素A可能使胎兒畸型。

維生素A的每日攝取量是5000IU（國際單位，international unit）。缺乏維生素A可能會有夜盲症、乾眼症、易患呼吸性感染、皮膚乾且粗糙、骨骼成長較差、牙齒琺瑯質不佳、腹瀉、

成長緩慢等問題；而攝取過量維生素A卻會有脫毛、胃痛、嘔吐、下痢、起疹、骨痛、生理不順、疲勞、頭痛、肝臟肥大、皮膚剝落、視力模糊等問題。每天直接攝取維他命A超過25000IU時可能會中毒。

β-胡蘿蔔素在人體內轉化為維生素A的量是由身體所剩餘儲存的維生素A所調控的。當體內的維生素A量是足夠時，β-胡蘿蔔素會在體內儲存起來，等到體內的維生素A不夠時再釋放給體內的代謝所需，並及時地轉化成維生素A。3毫克的β-胡蘿蔔素相當於5000IU的維他命A。在安全性上β-胡蘿蔔素即使高攝取量，也不會中毒，所以透過攝取β-胡蘿蔔素是比較安全的方式為身體補充維生素A。事實上，很多研究均顯示，β-胡蘿蔔素的攝取量即使高達50毫克，也沒有發現任何不良後果產生。

我們每天至少需要攝取6毫克(1萬IU)的β-胡蘿蔔素，有很多科學家則建議每天的攝取量應該高達14毫克(23333IU)之多，而大多數美國人每天的攝取量是2毫克(3333IU)。

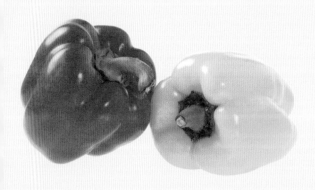

營養小博士

β-胡蘿蔔素會被人體轉換成維他命A。
如果人體攝入過量的維他命A會造成中毒。所以只
有當有需要時，人體才會將β-胡蘿蔔素轉換成維
他命A。這一個特徵使β-胡蘿蔔素成為維他命A的
一個安全來源。

β-胡蘿蔔素能預防癌症

我們搜尋且整理了很多關於胡蘿蔔素對預防癌症的科學期
刊報告發現，β-胡蘿蔔素攝取量低及血液裡β-胡蘿蔔素含量
低與許多癌症罹患率增加有顯著相關性。這些癌症包括乳癌、
子宮頸癌、肺癌、胃癌、結腸直腸癌、膀胱癌、口腔癌及食道
癌。美國國立癌症研究中心在拉丁美洲國家裡進行一項大規模
調查發現，β-胡蘿蔔素攝取量高的人罹患子宮頸癌的機率降
低了32％。2003年亦有研究指出β-胡蘿蔔可以預防肺癌，可
能的機轉為：抑制癌細胞增生、轉型與核仁的形成、調節會導
致癌症生成的基因表現及抑制癌細胞生長循環的G1期。動物實
驗發現，於倉鼠內側口頰投與致癌物0.25％DMBA與2.5毫克
的β-胡蘿蔔素22週後，顯示β-胡蘿蔔素能夠降低腫瘤數目

和腫瘤負荷，並推測 β-胡蘿蔔素的抑癌機制可能為：

1. 具抗氧化特性，防止細胞的DNA氧化傷害。
2. 在生物體內可轉變為維生素A，促進正常細胞分化。
3. 增加生物體內的免疫能力，還能夠增加熱休克蛋白（heat-shock protein；與免疫反有關）和抑癌基因p53的表現，進而抑制癌化過程的起始期與促進期。

　　人體試驗方面，對口腔白斑症（leukoplakia）患者給予 β-胡蘿蔔素，發現可以減緩口腔病症的惡化。對於喜歡嚼食檳榔和菸草的漁夫給予維生素A和 β-胡蘿蔔素或合併治療，均可以減緩口腔白斑症的惡化以及降低微小核細胞的形成。但有研究指出，維生素A的有毒性太強以及停止服用後高復發率等副作用，而 β-胡蘿蔔素因不具毒性，故在預防口腔病症上為較佳選擇。

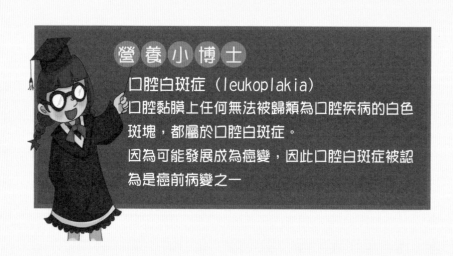

營養小博士

口腔白斑症（leukoplakia）
口腔黏膜上任何無法被歸類為口腔疾病的白色斑塊，都屬於口腔白斑症。
因為可能發展成為癌變，因此口腔白斑症被認為是癌前病變之一

β－胡蘿蔔素能預防心血管疾病

　　要如何評估血管的健康程度呢？通常我們可以用血流順暢的程度來當指標，我們現在已經知道血液中的膽固醇以及低密度脂蛋白膽固醇的氧化，會造成血管硬化以及血管內部不當增生造成阻塞。而這也是被認為是動脈粥狀硬化導致心臟病與中風之關鍵角色。

　　國外一項實驗顯示，β－胡蘿蔔素能有效地阻斷低密度脂蛋白膽固醇的氧化。最近的研究亦指出，食用β－胡蘿蔔素含量高的蔬果，可以降低冠狀動脈疾病的罹患率。一項大規模的調查也發現，每天攝取15~20毫克（25000~33333IU）β－胡蘿蔔素的女性，其心臟病發作的機率減少了22%，而中風的罹患率則減少了40%。此外，Fuhramn等人於1997年研究發現，β－胡蘿蔔素不只降低低密度脂蛋白膽固醇（LDL）被自由基氧化，還能抑制HMG-CoA還原酶的活性（身體製造膽固醇不可缺少的酵素，降膽固醇藥物就是此酵素的抑制劑） 因此，β－胡蘿蔔素不僅被發現可預防低密度脂蛋白膽固醇被氧化，還能藉由抑制膽固醇的合成來降低心血管疾病的風險。

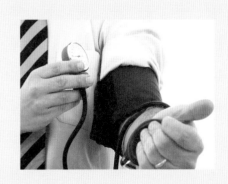

β-胡蘿蔔素能調節免疫

　　隨著地球暖化，氣候異象不斷，每當季節進入夏季，外出時總是能感受到熱情如火的陽光，氣象局也不時發出紫外線過量之危險警告，提醒大家外出一定要做好防曬工作，因從陽光來的紫外線A(UVA)不僅會加速皺紋產生，也會促使皮膚癌的發生，目前多項證據也顯示強烈的紫外線會對免疫系統造成傷害。那麼β-胡蘿蔔素在此又能扮演何種角色呢？

　　根據一份來自康乃爾大學的研究，有24位健康的男性連續28天都食用胡蘿蔔素含量低的飲食，之後他們被分為兩組，一組人每天服用1份劑量為30毫克(5萬IU)的β-胡蘿蔔素營養補充品，而另一組人則服用不含β-胡蘿蔔素的安慰劑，這24個人在接著兩個多禮拜內全都到陽光下曝曬多次，而後再從血液檢驗β-胡蘿蔔素的總含量及在面對各種不同的致病抗原時的免疫反應能力。結果顯示：攝取β-胡蘿蔔素營養補充品者，比攝取安慰劑者具有較強的免疫反應能力。

　　另有一項針對21位血液檢驗呈HIV陽性反應，而身上卻無任何愛滋病（AIDS）症狀的病患所作的研究，他們其中有些人每天攝取180毫克(30萬IU)的β-胡蘿蔔素，而其他人則每天攝取不含β-胡蘿蔔素的安慰劑，在這為期4週的研究中，共有17人全程參與，結果顯示，攝取β-胡蘿蔔素那組人體內有一些助於抗禦感染的血液因子增加了許多。但這並不是說，β-胡蘿蔔素是一種治療AIDS的藥劑，但是，它的確能強化身體的免疫系統。

營養小博士

β-胡蘿蔔素的功效

1. 如同天然眼藥水，能幫助保持眼角膜的潤滑及透明度，促進眼睛的健康。
2. 是對抗自由基最有效的抗氧化劑之一。
3. 預防癌症，降低口腔癌、乳癌、子宮頸癌、肺癌等機率。
4. 預防白內障，預防眼睛水晶體被自由基氧化。
5. 預防心血管疾病。
6. 轉化成維生素A，幫助保持肌膚與器官內腔黏膜系統正常化。
7. 增強生殖系統和泌尿系統機能，提高精子活力，預防前列腺疾病。
8. 強化免疫系統，強化呼吸道系統功能。

缺乏β-胡蘿蔔素可能有以下症狀：

　　1. 引起夜盲症、膜乾燥、乾眼症及近視等症狀。
　　2. 增加癌症、白內障、心血管、生殖系統、泌尿系統疾病及呼吸道疾病發生的機會。
　　3. 過早衰老、失眠、渾身無力和皮膚炎、皮膚角質化等症狀。

參考文獻

· Bertram JS. Cancer prevention by carotenoids. Mechanistic studies in cultured cells. Ann N Y Acad Sci 691, 177-91, 1993.
· Garewal HS, Meyskens FL, Jr., Killen D, Reeves D, Kiersch TA, Elletson H, Strosberg A, King D, Steinbronn K. Response of oral leukoplakia to beta-carotene. J Clin Oncol 8, 1715-20, 1990.
· JL SGaS. Oral inhibition by micronutritents. . Oral Oncol Eur J Cancer. 29, 9-16, 1993.
· Jomova K, Valko M. Advances in metal-induced oxidative stress and human disease. Toxicology 283, 65-87, 2011.
· Kandlakunta B, Rajendran A, Thingnganing L. Carotene content of some common (cereals, pulses, vegetables, spices and condiments) and unconventional sources of plant origin. Food Chemistry 106, 85-89, 2008.
· Kim Y-N, Giraud DW, Driskell JA. Tocopherol and carotenoid contents of selected Korean fruits and vegetables. Journal of Food Composition and Analysis 20, 458-465, 2007.
· Lakshminarayana R, Raju M, Krishnakantha TP, Baskaran V. Determination of major
carotenoids in a few Indian leafy vegetables by high-performance liquid chromatography. J Agric Food Chem 53, 2838-42, 2005.
· Nagao A, During A, Hoshino C, Terao J, Olson JA. Stoichiometric conversion of all trans-beta-carotene to retinal by pig intestinal extract. Arch Biochem Biophys 328, 57-63, 1996.
· Nagao T, Ikeda N, Warnakulasuriya S, Fukano H, Yuasa H, Yano M, Miyazaki H, Ito Y. Serum antioxidant micronutrients and the risk of oral leukoplakia among Japanese. Oral Oncol 36, 466-70, 2000.
· Olson JA, Hayaishi O. The enzymatic cleavage of beta-carotene into vitamin A by soluble enzymes of rat liver and intestine. Proc Natl Acad Sci U S A 54, 1364-70, 1965.
· Parthasarathy S, Steinberg D, Witztum JL. The role of oxidized low-density lipoproteins in the pathogenesis of atherosclerosis. Annu Rev Med 43, 219-25, 1992.
· Pauling L. The significance of the evidence about ascorbic acid and the common cold. Proc Natl Acad Sci U S A 68, 2678-81, 1971.
· Raju M, Varakumar S, Lakshminarayana R, Krishnakantha TP, Baskaran V. Carotenoid composition and vitamin A activity of medicinally important green leafy vegetables. Food Chemistry 101, 1598-1605, 2007.
· Rao AV, Rao LG. Carotenoids and human health. Pharmacol Res 55, 207-16, 2007.
· Scully C. Oral precancer: preventive and medical approaches to management. Eur J Cancer B Oral Oncol 31B, 16-26, 1995.

· Stahl W, Junghans A, de Boer B, Driomina ES, Briviba K, Sies H. Carotenoid mixtures protect multilamellar liposomes against oxidative damage: synergistic effects of lycopene and lutein. FEBS Lett 427, 305-8, 1998.
· Suda D, Schwartz J, Shklar G. Inhibition of experimental oral carcinogenesis by topical beta carotene. Carcinogenesis 7, 711-5, 1986.
· Tarng DC, Huang TP, Wei YH. Erythropoietin and iron: the role of ascorbic acid. Nephrol Dial Transplant 16 Suppl 5, 35-9, 2001.
· Witztum JL. The oxidation hypothesis of atherosclerosis. Lancet 344, 793-5, 1994.
· Wright ME, Mayne ST, Swanson CA, Sinha R, Alavanja MC. Dietary carotenoids, vegetables, and lung cancer risk in women: the Missouri women's health study (United States). Cancer Causes Control 14, 85-96, 2003.
· Zeb AM, S.: Carotenoids Contents from Various Sources and Their Potential Health Applications. Pakistan J. Nutr. 3, 199-204, 2004.
· Zheng W, Blot WJ, Diamond EL, Norkus EP, Spate V, Morris JS, Comstock GW. Serum micronutrients and the subsequent risk of oral and pharyngeal cancer. Cancer Res 53, 795-8, 1993.

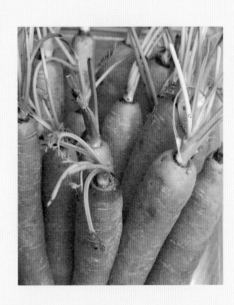

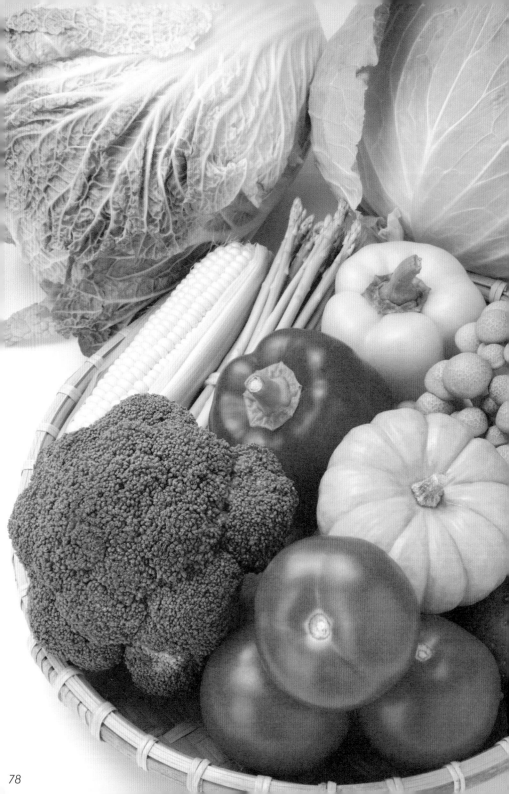

葉黃素及玉米黃質，眼睛的守護者

■葉黃素具有吸收藍光及抗氧化作用，
因此能雙重防禦光線造成的損害，
可預防老年性黃斑部病變、白內障及視網膜病變，
且有消除視覺疲勞的功效。

■流行病學調查發現，
飲食中若攝取較多類胡蘿蔔素如葉黃素，
可降低罹患多項癌症的風險，
如：攝護腺癌、乳癌、大腸直腸癌、食道癌、
胃癌、皮膚癌及膀胱癌等。

■葉黃素可以避免低密度脂蛋白膽固醇被氧化，
可預防動脈粥狀硬化。

■葉黃素可以降低皮膚脂質過氧化，
增加皮膚彈性及皮膚表層的脂肪含量，
並增加皮膚的含水量。
若合併使用口服及外用葉黃素和玉米黃質對皮膚的益處
更加顯著。

葉黃素及玉米黃質

眼睛也需要防曬

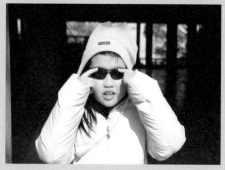

　　烈日下，很多人出門前會塗抹各式防曬品在皮膚上，大多數人都知道皮膚要防曬，但是你眼睛的防曬做了嗎？所謂防曬指的是阻隔陽光中的紫外線，因為紫外線在眼睛可能引起許多病變，包括眼皮腫瘤、翳狀贅片、光角膜炎、白內障及黃斑部退化。

　　紫外線當中的藍光是傷害視網膜的元兇，而人造光如：照明燈、電視、電腦顯示器等所含的藍光能量也很高，對細胞的損傷也不小。葉黃素具有吸收及遮蔽藍光的作用；此外當藍光進入細胞時，葉黃素能透過抗氧化作用防止細胞氧化傷害，因此能雙重防禦光線造成的損害。所以下次戶外活動除了記得擦防曬乳、撐洋傘或戴帽子、選擇一副品質好的太陽眼鏡外，最重要的是將補充葉黃素及玉米黃質納入你的防曬清單喔！

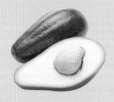
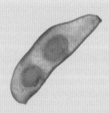
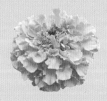
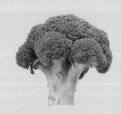

營養小博士

　　葉黃素(Lutein)和玉米黃質(Zeaxanthin)是性質極相似的物質。葉黃素及其異構體玉米黃素（異構體：具有相同的分子式，但分子內原子排列方式不同的化合物），兩者都是屬於類胡蘿蔔素家族。葉黃素經過代謝可轉化為玉米黃質，但玉米黃質代謝不能轉化為葉黃素。葉黃素是一種脂溶性的抗氧化劑，因為其共軛雙鍵的結構，所以有吸收光線的特殊性質。葉黃素大量存在黃色與橘色的水果蔬菜中，如桃子、芒果、木瓜、李子、柳橙；其他食物來源如青花菜、青豆、豌豆、白菜、甘藍、菠菜等。葉黃素存在於眼球視網膜和水晶體中，作為色素成分蓄積於黃斑部分的色素層中。此外，葉黃素還存在於皮膚中，並大量存在於乳房和子宮頸等部位，其他如血清、腦部、胸部也都含有葉黃素以維持這些部位的健康。

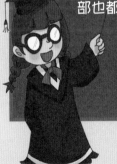

葉黃素預防退化性黃斑部病變

　　隨著醫療進步，人類的壽命越來越長，老年人口增加，視力障礙的相關問題也愈來愈多。過去認為白內障和退化性黃斑部病變（Age-related macular degeneration, AMD）是隨年齡增長而出現的疾病，最近這些病症也出現在年輕人當中。因為現代人不良的生活習慣及環境，如飲食中營養不均衡、用電腦及看電視時間過長、壓力過大等，導致無論哪個年齡層，罹患眼部疾病的危險性都在增加。

退化性黃斑部病變

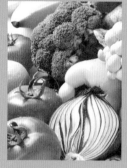
正常視覺

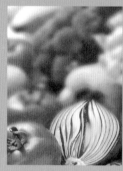
黃斑變性 初期

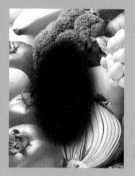
黃斑變性 末期

　　根據研究指出，在美國及已開發國家中，退化性黃斑部病變是老年人視力喪失的主要原因。黃斑部是眼球視網膜中心上的一個區塊，為錐狀細胞密集區，錐狀細胞主要負責影像的清晰度，所以如果黃斑部受到損害，視力就會越來越模糊。年齡、性別、飲食、營養狀況、吸菸、高血壓等都是老年性黃斑部病變的相關危險因子。雖然血管內皮生長因子抑制劑對於降低某類型AMD病人的視力喪失有不錯的成效，但大部分AMD的病人依然持續失去視力。

　　視網膜的黃斑部色素是由葉黃素與玉米黃質組合而成，他們的抗氧化特性，能夠過濾短波長的藍光，保護視網膜與視網膜色素上皮對抗氧化壓力，並維持細胞膜的穩定性。Blue Mountain研究指出，富含葉黃素與玉米黃素的飲食，能夠降低5~10年內得到黃斑部退化的風險。2006年「類胡蘿蔔素對老年眼疾的研究」（Carotenoids in Age-Related Eye Disease Study，簡稱CAREDS）指出退化性黃斑部病變與女性飲食中葉黃素和玉米黃質的攝取之間有密切關係，研究針對1,800名年齡在50~79歲之間的女性，調查她們葉黃素或玉米黃質的攝取量與AMD之間的關係，結果發現飲食中攝取較多葉黃素和玉米黃質（每天3毫克以上）的人，罹患中期AMD的機率比每日只攝取0.75毫克以下的人少43%。

　　另一項針對退化性黃斑病變治療發展較具代表性的實驗，是在2004年所做的「葉黃素抗氧化劑補充的試驗」（Lutein An-tioxidant Supplementation Trial，簡稱LAST），這個試驗的結果顯示，補充葉黃素可以改善退化性黃斑部病變的症狀，在一年的試驗期間，所有參與實驗者的黃斑部色素濃度皆有明顯改善，此外，在其他視覺功能方面包括對比敏感度及視覺敏銳度等，也都有顯著改善。

　　AMD相關危險因子來自於體內葉黃素濃度降低或飲食攝取葉黃素不足，研究發現長期補充葉黃素較短期補充具有效力。研究也發現初高中生到三十多歲階段若接受太陽照射較多，其晚年罹患老年性黃斑病變的危險性較高。此外，若長期接觸電視、電腦及遊戲等較多將眼睛暴露在藍光中的人，其體內蓄積的葉黃素較易消耗，因此應多攝取含葉黃素的食物或補充劑。

葉黃素能預防白內障

　　大家吃魚時不曉得有沒有發現，活魚的眼睛是清澈透明，但煮熟後魚眼睛就成了乳白色。魚眼當中受熱變白的部分就是所謂的水晶體，水晶體就像相機中的鏡片一樣，可以曲折光線（就像照相機鏡頭），使光線聚焦於視網膜（位於眼睛後方內表面，為神經組織層構造）上，來形成影像。也因長時間控制光線進入眼睛，水晶體產生霧化與硬化（主要為眼睛內面原透明之水晶體硬化混濁，一般不會嚴重到像魚眼一樣完全變白）。水晶體的霧化（白內障）會影響光線穿透水晶體，阻礙視網膜接收清晰影像。請你試著想像相機鏡頭上有一個污點或是灰塵的感覺，會覺得視線不清，好似雲霧遮眼的感覺。

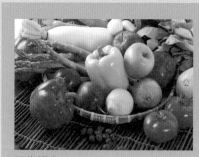
正常視力

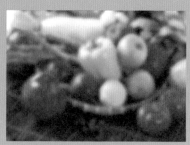
白內障視力

　　因為眼球長期被紫外光所誘發的自由基慢性破壞，導致水晶體會過度氧化形成蛋白質沈澱；攝取葉黃素可以保護眼睛微血管，維持眼部血液循環之正常，因此可以增強水晶體抵抗紫外線的能力，並減低自由基的傷害，防止或延緩白內障之發生。

　　一份針對七萬七千名年齡超過四十五歲的女性護士長達12年的「護士健康研究」發現，攝取最多葉黃素和玉米黃質組別的

女性，罹患嚴重白內障必須手術摘出的機率，比其他人少了22％。在八年追蹤型研究中也發現，攝取較高葉黃素和玉米黃質的男性比攝取量較低的男性，罹患白內障的相對風險低了19％；因此，增加攝取葉黃素豐富的花椰菜及波菜能降低白內障風險。

　　一般人在食用營養補充品的習慣，傾向生病期間或症狀明顯時刻意大量補充，等症狀稍有改善就停止攝取該類營養品，這種習慣會讓營養品對健康的保健效果打折扣，因為根據研究顯示，葉黃素降低罹患白內障的風險，長期補充比短期補充有效。

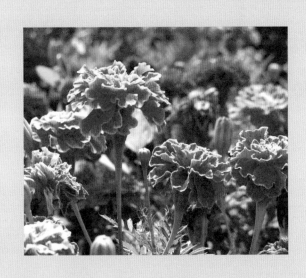

葉黃素能改善眼睛疲勞

你是否也是平板電腦、智慧型手機的愛用者,走到哪隨時都一機在手呢!隨著這種新型態3C產品的熱銷,很多人連搭捷運、公車都不停的看螢幕,不過請小心,像這樣長時間盯著螢幕已經對眼睛造成很大的傷害了。當眼睛長時間盯著螢幕時,會使眼睛睫狀肌緊縮;螢幕越亮,瞳孔的收縮壓力越大,對眼睛傷害也就越大。如果平時上班時眼睛盯著電腦螢幕,回家後又要看電視,眼部肌肉過度用力,會更加重視力傷害。

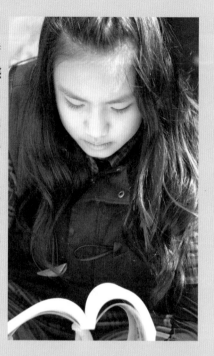

預防眼睛過度疲勞,除了保持與螢幕有33公分以上的距離、閱讀20分鐘至少要休息20秒外,飲食上盡量攝取富含葉黃素的食物也是一個不可缺少的重要方法。國外的一項研究證實使用葉黃素、玉米黃質及黑醋栗萃取物等抗氧化營養素能改善視覺疲勞。該實驗要求受試者必須先進行2小時的文字校正工作,並於文字校正工作前後進行掃視試驗(saccade test),掃視試驗又稱定標試驗,檢查時眼睛要從一個注視點快速移到另一

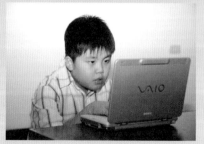

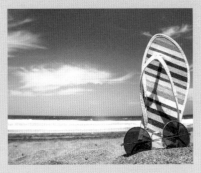

注視點，使運動的物象準確地落於黃斑部，在進行掃視試驗時，監控受試者的腦電波（electroencephalogram，EEG）、眼電圖（electrooculogram，EOG）、血壓及臉部肌肉的運作，藉此評估視覺疲勞狀況，此外也測量受試者校正工作前後的血壓及問卷，得知受試者的壓力指數。透過心理及生理的實驗數據分析結果顯示，二小時文字校正工作確實會引發視覺疲勞；根據實驗結果發現，食用葉黃素等補充品的受試者確實能顯著降低眼睛的疲勞感。此外，也有研究發現，連續2年每週三次每次15毫克的葉黃素補充劑可以改善視覺的敏感性。

葉黃素預防視網膜病變

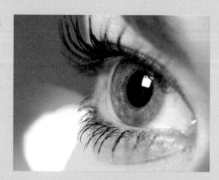

　　初期糖尿病患由於尚未出現嚴重併發症，往往讓有些糖尿病患者認為糖尿病不痛不癢，甚至和視力沒什麼關係，容易忽視糖尿病眼睛病變是最常見的糖尿病慢性併發症之一。事實上無論第一型或第二型糖尿病都可能發生糖尿病眼睛病變。由於糖尿病患者逐年增加，因糖尿病導致失明的比例更是一般人的二十倍以上，在美國已經發現，糖尿病視網膜病變是引起成人失明最常見的原因之一。

　　糖尿病患者併發視網膜病變的機轉，從許多研究證據顯示，與視網膜組織的缺氧、血管壁自律調節失常、微血管壁細胞減少、血球和血小板的凝集及生長激素失調有關。根據多項人體實驗顯示：藉由補充葉黃素可改善糖尿病人的視網膜病變及預防青光眼的發生。

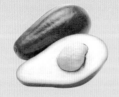
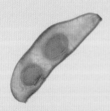
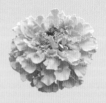
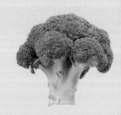

葉黃素能預防癌症

目前醫學界對於癌症的發生原因，以體內過多自由基造成細胞傷害的理論最被廣泛討論，因此多數醫師均同意日常飲食中多攝取蔬果可以達到預防癌症發生，主要因為蔬果含有豐富的抗氧化營養素，如葉黃素就是其中之一。

從大量的葉黃素人體研究我們了解到，如果給予受試者葉黃素補充劑會減少多項癌症的發生率，如食道癌、胃癌、膀胱癌等。此外，大規模的流行病學調查也證實，如果飲食中能攝取類胡蘿蔔素如葉黃素等抗氧化物質可降低罹患多項癌症的風險，如攝護腺癌、大腸直腸癌、食道癌、胃癌、皮膚癌及膀胱癌等。在加拿大也有一份四百人的研究，證實了攝取葉黃素可降低罹患大腸癌風險。

葉黃素預防癌症的效果在女性研究上發現，血清中葉黃素愈低的女性罹患乳癌機率會愈高；一份追蹤長達10年的研究也指出，葉黃素等類胡蘿蔔素攝取不足時，會提高女性罹患乳癌風險。另外一項研究也顯示，給予更年期前期婦女高劑量葉黃素（連續兩年的時間），結果發現能降低更年期婦女罹患乳癌機率，且剛診斷出罹患乳癌之婦女，血清中若含有較高的葉黃素濃度其癒後效果較佳。甚至給予卵巢癌患者補充葉黃素可降低40％卵巢癌進展。部分的細胞研究也證實葉黃素會促進人類乳癌細胞行細胞凋亡作用，進而降低罹患乳癌風險。

男性方面若你是癮君子，建議你最好多補充葉黃素。有一個時間長達十四年的追蹤報告，當給予男性吸煙者葉黃素，每

天2106微克（2.106毫克），結果發現有使用葉黃素補充劑的人罹患肺癌比率較低。此外，給予剛診斷出罹患前列腺癌男性葉黃素補充劑每天2毫克連續三年至五年，也能延緩前列腺癌之進展。由此可見，葉黃素的補充可能不僅可以預防癌症的發生，也可以抑制癌症的惡化。

營養小博士

葉黃素 VS 癌細胞

1. 葉黃素能抑制活性氧自由基的活性，阻止活性氧自由基對正常細胞的破壞，減少正常細胞轉變成癌細胞。

2. 葉黃素的抗氧化特性也能避免活性氧自由基破壞細胞正常機能進而提高免疫系統作用，當免疫系統維持在正常功能情況時，當少量癌細胞一旦生成，會立即啟動免疫反應去消滅癌細胞。

3. 多數細胞實驗中發現，葉黃素會去抑制癌細胞血管新生作用減少癌細胞生長以及促進癌細胞自我凋亡。

葉黃素能預防心血管疾病

　　類胡蘿蔔素與預防心臟疾病關係開始於一次流行病學調查，調查發現大量食用水果和蔬菜的人罹患冠狀動脈疾病和心臟病的機率較低。在歐洲，居住在地中海地區人們的動脈硬化和心臟病死亡率最低，分析地中海沿岸居民日常飲食食物所含的類胡蘿蔔素中含有高濃度的葉黃素，研究的作者推論飲食中的高葉黃素攝取與該地區居民的心臟病疾病死亡率較低有關。

　　動脈粥狀硬化（atherosclerosis）與心血管疾病如：心臟病、腦中風、腎臟疾病、高血壓等疾病的發生有很大的相關性。高膽固醇症是引起動脈內皮細胞損傷的主要因子之一。膽固醇為構成細胞膜與各種荷爾蒙等的材料，由肝臟運送到末稍細胞的膽固醇稱為低密度脂蛋白膽固醇（LDL-C；俗稱壞的膽固醇），LDL會進入血管內皮，一旦被自由基氧化而變性，體內之巨噬細胞便會吞掉變性的LDL，變成泡沫細胞，逐漸累積形成膽固醇硬塊而囤積於血管壁使血管變得狹窄，這就成為粥狀動脈硬化。可怕的是動脈粥狀硬化要等血管內部3/4以上被阻塞住後才會出現症狀。在此之前不會有自覺症狀，也就是，

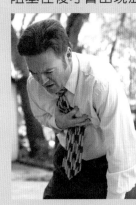

許多的心血管疾病是在不知不覺之中惡化而發生。因此預防心血管疾病除避免血清中堆積過多的膽固醇外，應避免低密度脂蛋白膽固醇（LDL）被自由基氧化。

　　人體實驗發現：葉黃素可減少LDL過氧化，抑制血管壁因捕捉氧化型的LDL所引起發炎反應，減少動脈粥狀硬化危險。

動脈粥狀硬化流程

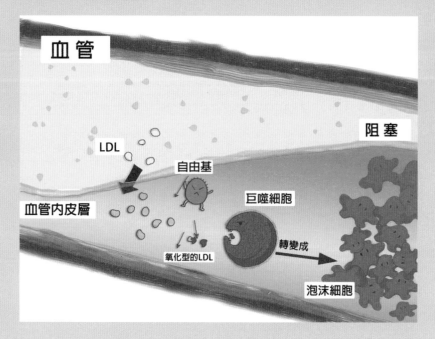

血 管

阻 塞

LDL

自由基

血管內皮層

巨噬細胞

氧化型的LDL

轉變成

泡沫細胞

　　此外抗氧化劑也會干擾發炎反應訊號傳遞。根據研究發現，肥胖患者血液中類胡蘿蔔素顯著較瘦者低，血液中發炎指數（CRP、IL-6及其共軛雙烯）濃度也顯著較高（體內類胡蘿蔔素與發炎指數呈負相關）。細胞實驗也證實了人體研究觀察，添加葉黃素對人體大動脈內皮和平滑肌細胞進行培養，發現蓄積在動脈壁上LDL的單核白血球的炎症反應受到很大抑制，這也顯示抗氧化劑含量豐富的飲食可以預防心血管疾病。

　　最近的研究指出，葉黃素對早期的動脈硬化之形成有延緩作用。主要是動脈中血管內膜厚度的變化與血液中葉黃素含量有關，當血液中葉黃素含量較低時，極易引起動脈血管壁的增

厚，隨著葉黃素含量的逐漸增加，動脈壁增厚趨勢可降低，動脈栓塞也顯著降低。同時葉黃素還可降低生物體內低密度膽固醇的濃度。動物實驗中發現：補充葉黃素可使易患心血管疾病的小鼠其動脈病變面積縮小（縮小44％），低密度膽固醇氧化減少（減少78％）。而人體研究也顯示，增加血漿中葉黃素的含量可同時降低男女性頸動脈內膜的肥厚程度，而頸動脈內膜肥厚是造成缺血性腦中風之最重要原因。此外，給予鬱血性心衰竭（心臟病的一種）患者葉黃素可有效延緩鬱血性心衰竭之進展。

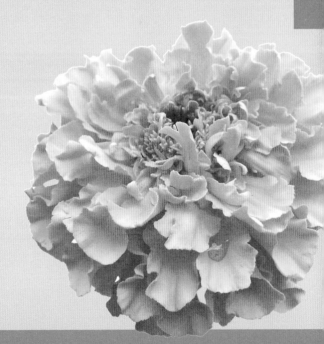

葉黃素能做到皮膚防護

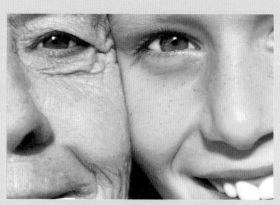

你是否有暴露在陽光下皮膚曬傷的經驗呢？紫外線中波長較短的UVB只能到達皮膚最外層—表皮，會造成肌膚曬傷及紅腫熱痛。與此相反，波長較長的UVA能穿透表皮到達真皮層，造成曬紅和曬傷，也是皮膚老化和出現皺紋的主因。這些損害會削弱皮膚本來具有的抗氧化系統。一般認為，葉黃素在皮膚中發揮作用的機制與在眼睛中相似，透過抑制陽光照射和外界刺激產生的自由基、吸收高能量的藍光達到保護皮膚的作用。

2002年Morganti等人發表的一篇人體實驗，首次指出葉黃素和玉米黃質對皮膚抗老化有良好效果。研究期間，女性每天口服6毫克的葉黃素和0.18毫克的玉米黃質連續八週，結果顯示：皮膚的脂質過氧化現象在研究的前兩週即顯著降低，且在研究期間仍持續的降低；此外皮膚的水份在前兩週即發現顯著的增加且在研究期間持續的增加。在另一個研究中亦顯示，分別口服或外用葉黃素可以降低脂質過氧化作用，增加皮膚彈性、增加皮膚表層的脂肪，並同時增加皮膚的含水量。若合併使用口服及外用葉黃素和玉米黃質對皮膚的益處更加顯著可見存在皮膚中葉黃素和玉米黃質對於維持皮膚的健康和特有的功能是很重要的。

　　根據其他研究發現，葉黃素對皮膚防護的功能還包括：吸收藍光、抑制三重態光敏劑、抑制單態氧、抑制皮脂過氧化反應、預防紫外線照射引發的皮膚細胞增生、減輕紫外線照射引發的炎症和免疫機能低下的狀況，在預防皮膚癌上也有很好的效果。

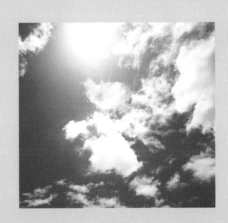

葉黃素該如何補充呢？

隨著年齡增加，體內葉黃素的含量也隨之降低，因為人體無法自行合成葉黃素，必需由食物或由營養補充品獲得。在一天的飲食中，我們可以選擇兩種深綠色蔬菜及一種黃色蔬菜來做搭配，每一種至少攝取一盤。由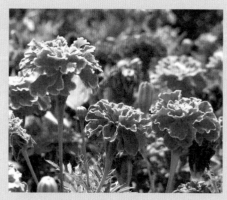於葉黃素屬於脂溶性物質，因此油炒蔬菜會比直接生吃或打成汁的吸收率來得高。根據我多年的臨床經驗發現，一般人的飲食中很難每天確實達到攝取足夠的葉黃素，因此由葉黃素營養補充劑來達到保健效果，不失為一個方便又有效率的方法。

因為金盞花是目前發現含葉黃素與玉米黃質含量最豐富的植物，所以目前營養補充劑的製造，也採用金盞花（Marigold）為萃取來源。金盞花是一種藥用植物，其原產於南歐及埃及，因生長在溫差相當大的環境，在嚴峻的環境下為了自我保護，防止胡蘿蔔素受到氧化，金盞花體內囤積多量的類胡蘿蔔素，所以金盞花含有豐富的葉黃素及其異構物玉米黃質。目前除了北歐、墨西哥產量較為多量之外，祕魯、厄瓜多爾、西班牙、印度及中國已有商業化的栽培。

抗氧化的威力

葉黃素及玉米黃質,眼睛的守護者

參考文獻

· Bando N, Hayashi H, Wakamatsu S, Inakuma T, Miyoshi M, Nagao A, Yamauchi R, Terao J. Participation of singlet oxygen in ultraviolet-a-induced lipid peroxidation in mouse skin and its inhibition by dietary beta-carotene: an ex vivo study. Free Radic Biol Med 37, 1854-63, 2004.

· Brown L, Rimm EB, Seddon JM, Giovannucci EL, Chasan-Taber L, Spiegelman D, Willett WC, Hankinson SE. A prospective study of carotenoid intake and risk of c ataract extraction in US men. Am J Clin Nutr 70, 517-24, 1999.

· Burrows TL, Warren JM, Colyvas K, Garg ML, Collins CE. Validation of overweight children's fruit and vegetable intake using plasma carotenoids. Obesity (Silver Spring) 17, 162-8, 2009.

· Chasan-Taber L, Willett WC, Seddon JM, Stampfer MJ, Rosner B, Colditz GA,Speizer FE, Hankinson SE. A prospective study of carotenoid and vitamin A intakes and risk of cataract extraction in US women. Am J Clin Nutr 70, 509-16, 1999.

· Chen J, Wu A, Pathak MA, Rius-Diaz F, Mihm CM, Goukassian DA, Gonzalez S. Dietary Lutein and Zeaxanthin Partially Prevent UVB-Induced Skin Carcinogenesis in SKH-1 Hairless Mouse Model. The Society of Investigative Dermatology, 63rd Annual Meeting, Los Angeles, CA, Abstract 767, 2002.

· Dwyer JH, Navab M, Dwyer KM, Hassan K, Sun P, Shircore A, Hama-Levy S,Hough G, Wang X, Drake T, Merz CN, Fogelman AM. Oxygenated carotenoid lutein and progression of early atherosclerosis: the Los Angeles atherosclerosis study. Circulation 103, 2922-7, 2001.

· Edge R, Truscott TG. Carotenoid Radicals and the Interaction of Carotenoids with A ctive Oxygen Species in The Photochemistry of Carotenoids. H.A. Frank, A. J. Young, G. Britton, and R. J. Cogdell Kluwer Academic Publishers, Netherlands 223-234, 1999.

· Faulhaber D, R. D. Granstein ea. Lutein inhibits UVB radiation-induced tissue swelling and suppression of the induction of contact hypersensitivity (CHS) in the mouse. . The Society of Investigative Dermatology, 62nd Annual Meeting, Washington D.C., 2001.

· Gonzalez S, Astner S, An W, Goukassian D, Pathak MA. Dietary lutein/zeaxanthin decreases ultraviolet B-induced epidermal hyperproliferation and acute inflammation in hairless mice. J Invest Dermatol 121, 399-405, 2003.

· Hankinson SE, Stampfer MJ, Seddon JM, Colditz GA, Rosner B, Speizer FE, Willett WC. Nutrient intake and cataract extraction in women: a prospective study. BMJ 305, 335-9, 1992.

· Jewell VC, Mayes CB, Tubman TR, Northrop-Clewes CA, Thurnham DI. A comparison of lutein and zeaxanthin concentrations in formula and human milk samples from Northern Ireland mothers. Eur J Clin Nutr 58, 90-7, 2004.

· Kim MK, Park YG, Gong G, Ahn SH. Breast cancer, serum antioxidant vitamins, and p53 protein overexpression. Nutr Cancer 43, 159-66, 2002.

- Landrum JT, Bone RA. Lutein, zeaxanthin, and the macular pigment. Arch Biochem Biophys 385, 28-40, 2001.
- Mares-Perlman JA, Millen AE, Ficek TL, Hankinson SE. The body of evidence to support a protective role for lutein and zeaxanthin in delaying chronic disease. Overview. J Nutr 132, 518S-524S, 2002.
- Markovits N, Ben Amotz A, Levy Y. The effect of tomato-derived lycopene on low carotenoids and enhanced systemic inflammation and oxidation in severe obesity. Isr Med Assoc J 11, 598-601, 2009.
- Mathews-Roth MM, Wilson T, Fujimori E, Krinsky NI. Carotenoid chromophore length and protection against photosensitization. Photochem Photobiol 19, 217-22, 1974.
- McMillan DC, Talwar D, Sattar N, Underwood M, O'Reilly DS, McArdle C. The relationship between reduced vitamin antioxidant concentrations and the systemic inflammatory response in patients with common solid tumours. Clin Nutr 21, 161-4, 2002.
- Michaud DS, Feskanich D, Rimm EB, Colditz GA, Speizer FE, Willett WC, Giovannucci E. Intake of specific carotenoids and risk of lung cancer in 2 prospective US cohorts. Am J Clin Nutr 72, 990-7, 2000.
- Miller NJ, Sampson J, Candeias LP, Bramley PM, Rice-Evans CA. Antioxidant activities of carotenes and xanthophylls. FEBS Lett 384, 240-2, 1996.
- Moeller SM, Parekh N, Tinker L, Ritenbaugh C, Blodi B, Wallace RB, Mares JA. Associations between intermediate age-related macular degeneration and lutein and zeaxanthin in the Carotenoids in Age-related Eye Disease Study (CAREDS): ancillary study of the Women's Health Initiative. Arch Ophthalmol 124, 1151-62, 2006.
- Morganti P, Bruno C, Guarneri F, Cardillo A, Del Ciotto P, Valenzano F. Role of topical and nutritional supplement to modify the oxidative stress. Int J Cosmet Sci 24, 331-9, 2002.
- Ness AR, Powles JW. Fruit and vegetables, and cardiovascular disease: a review. Int J Epidemiol 26, 1-13, 1997.
- Nkondjock A, Ghadirian P. Dietary carotenoids and risk of colon cancer: case-control study. Int J Cancer 110, 110-6, 2004.
Oostenbrug GS, Mensink RP, van Houwelingen AC, Al MD, Hornstra G. Pregnancy-induced hypertension: maternal and neonatal plasma lipid-soluble antioxidant levels and its relationship with fatty acid unsaturation. Eur J Clin Nutr 52, 754-9, 1998.
- Palombo P, Fabrizi G, Ruocco V ea. New evidence of lutein/ zeaxanthin in skin health.Beyond Beauty Paris Conference, Paris., 2006.
- Pang R, Tao JY, Zhang SL, Zhao L, Yue X, Wang YF, Ye P, Dong JH, Zhu Y, Wu JG. In vitro antiviral activity of lutein against hepatitis B virus. Phytother Res 24, 1627-30, 2010.
- Peng YM, Peng YS, Lin Y. A nonsaponification method for the determination of

carotenoids, retinoids, and tocopherols in solid human tissues. Cancer Epidemiol Biomarkers Prev 2, 139-44, 1993.

· Podda M, Traber MG, Weber C, Yan LJ, Packer L. UV-irradiation depletes antioxidants and causes oxidative damage in a model of human skin. Free Radic Biol Med 24, 55-65, 1998.

· Ribaya-Mercado JD, Blumberg JB. Lutein and zeaxanthin and their potential roles in disease prevention. J Am Coll Nutr 23, 567S-587S, 2004.

Rice-Evans CA, Sampson J, Bramley PM, Holloway DE. Why do we expect carotenoids to be antioxidants in vivo? Free Radic Res 26, 381-98, 1997.

· Richer S, Stiles W, Statkute L, Pulido J, Frankowski J, Rudy D, Pei K, Tsipursky M, Nyland J. Double-masked, placebo-controlled, randomized trial of lutein and antioxidant supplementation in the intervention of atrophic age-related macular degeneration: the Veterans LAST study (Lutein Antioxidant Supplementation Trial). Optometry 75, 216-30, 2004.

· Sato R, Helzlsouer KJ, Alberg AJ, Hoffman SC, Norkus EP, Comstock GW. Prospective study of carotenoids, tocopherols, and retinoid concentrations and the risk of breast cancer. Cancer Epidemiol Biomarkers Prev 11, 451-7, 2002.

· Schweigert FJ, Bathe K, Chen F, Buscher U, Dudenhausen JW. Effect of the stage of lactation in humans on carotenoid levels in milk, blood plasma and plasma lipoprotein fractions. Eur J Nutr 43, 39-44, 2004.

· Seddon JM, Ajani UA, Sperduto RD, Hiller R, Blair N, Burton TC, Farber MD, Gragoudas ES, Haller J, Miller DT, et al.: Dietary carotenoids, vitamins A, C, and E, and advanced age-related macular degeneration. Eye Disease Case-Control Study Group. JAMA 272, 1413-20, 1994.

· Stahl W, Sies H. Carotenoids and flavonoids contribute to nutritional protection against skin damage from sunlight. Mol Biotechnol 37, 26-30, 2007.

· Su Q, Rowley KG, Itsiopoulos C, O'Dea K. Identification and quantitation of major carotenoids in selected components of the Mediterranean diet: green leafy vegetables, figs and olive oil. Eur J Clin Nutr 56, 1149-54, 2002.

· Sumantran VN, Zhang R, Lee DS, Wicha MS. Differential regulation of apoptosis in normal versus transformed mammary epithelium by lutein and retinoic acid. Cancer Epidemiol Biomarkers Prev 9, 257-63, 2000.

· Taylor EJ, Evans FJ. Anti-psoriatic action of lutein demonstrated by inhibition of rat photodermatitis. J. Pharm Pharmacol 50, 78, 1998.

· Terao J, Nagao A, Park D-K, Lim BP, 1992. [43] Lipid hydroperoxide assay for antioxidant activity of carotenoids. in: P. Lester (Ed.) Methods in Enzymology. Academic Press, pp. 454-460.

· Toniolo P, Van Kappel AL, Akhmedkhanov A, Ferrari P, Kato I, Shore RE, Riboli E. Serum carotenoids and breast cancer. Am J Epidemiol 153, 1142-7, 2001.

· Trumbo PR, Ellwood KC. Lutein and zeaxanthin intakes and risk of age-related

macular degeneration and cataracts: an evaluation using the Food and Drug
Administration's evidence-based review system for health claims. Am J Clin Nutr 84,
971-4, 2006.

· Wu A, Pathak MA, Sifakis M, Goukassian DA, Gonzalez S. Oral Administration of
Lutein Modulates Cell Proliferation Induced by Acute UVB Radiation in the SHK-1
Hairless Mouse Animal Model. The Society of Investigative Dermatology, 63rd Annual
Meeting, Los Angeles, CA, Abstract 769, 2002.

· Yagi A, Fujimoto K, Michihiro K, Goh B, Tsi D, Nagai H. The effect of lutein
supplementation on visual fatigue: a psychophysiological analysis. Appl Ergon 40,
1047-54, 2009.

· Yeum KJ, Taylor A, Tang G, Russell RM. Measurement of carotenoids, retinoids, and
tocopherols in human lenses. Invest Ophthalmol Vis Sci 36, 2756-61, 1995.

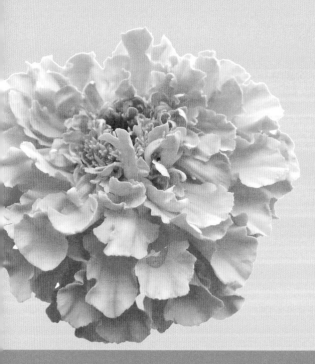

茄紅素，番茄紅色表皮下的健康秘密

在義大利有一句俗諺說，
「番茄紅了，醫生的臉就綠了」，
清楚表達出人們若可以常吃番茄就會讓身體更健康，
不用上醫院，醫生也就沒生意做了。

番茄在美國是排名第三的重要蔬菜。
近來也發現番茄中的茄紅素具有很好的保健效果。

美國《時代》雜誌也在
2002年初根據科學家實驗的結果，
評選番茄是現代人十大保健食品的首位。

於是與番茄相關的保健食品紛紛上市，
番茄更成為時下的當紅商品。

小博士說故事

　　番茄，約於明朝末年由葡萄牙人傳入中國，外型很像柿子，故有番柿、西紅柿的稱呼。台灣則是由荷蘭人傳入，主要產於中南部，又叫柑仔蜜，北部則有臭柿仔的稱法。據說番茄最早栽植的是南美洲一帶的原住民，後來西班牙人征服南美洲後便引進歐洲，有趣的是當時歐洲人卻搞錯了食用方法，所食用的部分並非果實，而是葉子，由於當時番茄葉子中的毒素導致食用者中毒，以致於很長的一段時間裡番茄只能種在庭園中做為觀賞用。

　　在英國相傳是某公爵拿來作為愛情的禮物獻給了情人伊莉莎白女王的，有著象徵愛情的禮品之稱，在歐洲有著「愛情果」、「情人果」之名號。而在美國，番茄一開始是被認為跟性功能有關，因此有「愛情蘋果」的稱號，到18世紀以後，才開始有人種植，但也侷限在情人間的禮物。隔了相當久的時間以後，大多數的美國人才敢吃番茄，但得花上幾個鐘頭烹煮，因為他們相信需要經長時間烹煮才可消除番茄中的毒性。不過你不用擔心你家裡的番茄有問題，不僅無毒，而且番茄裡所含的茄紅素對身體的保健效果更是超乎你想像的多。

營養小博士

番茄，已被營養學家證明含有多種營養成分，如維他命C及A、葉酸、鉀等營養素。特別是番茄所含的茄紅素對人體健康有著莫大的益處，其他如西瓜、紅甜椒、葡萄柚、杏桃等水果中也都含有茄紅素。不僅對健康有好處，人們稱番茄為「愛情果」，還因為此果真有如愛情一般的功效，可以讓女孩子們肌膚更加美麗呢！

茄紅素是強力抗氧化劑

茄紅素（Lycopene）又稱作番茄紅素，分子式是$C_{40}H_{56}$，廣泛存在於番茄、葡萄柚、紅辣椒、西瓜、木瓜、甜椒等紅橙色蔬果及其製品中。番茄是茄紅素的主要來源，而且越鮮紅的番茄，茄紅素含量越高，也就是說綠色和黃色番茄中的茄紅素含量較少。臺灣的番茄製品，更是不勝枚舉，如：番茄汁、番茄醬、番茄湯、番茄糊、番茄土司、番茄餅乾、義大利麵醬及茄汁魚罐頭等。

茄紅素也是一種類胡蘿蔔素（Carotenoid）。類胡蘿蔔素是一群黃色到橙色的脂溶性色素，目前已知的類胡蘿蔔素共有七百多種，其中超過五十種具有維生素A的活性。雖然茄紅素並沒有維生素A的活性，但在所有類胡蘿蔔素測試中，茄紅素被證實在體外有很強的抗氧化力，它消除自由基或活性氧化物的能力，是 β-胡蘿蔔素的兩倍、維他命E的10倍。因此，備受醫學界、保健食品和飲料界的矚目。

茄紅素不僅可以保護植物不受陽光、空氣污染的傷害，在人體中也可以對抗多種老年人退化性疾病，因人體內抗自由基的系統會隨著年齡的增加而衰退，所以適時適量補充茄紅素可以減少疾病的發生和增強體力。

茄紅素在人體內可以發揮抗氧化的能力，增強免疫力和抗老化，消除造成人體疾病和老化的元兇—自由基。許多流行病學研究指出，大量攝取含茄紅素的食物或血中茄紅素濃度均與降低心血管疾病以及降低前列腺癌風險有關。在攝取富含茄紅素的食物後，茄紅素的代謝物「lycopenoid」具重要的生物活性以幫助降低慢性疾病的風險。

茄紅素化學結構式

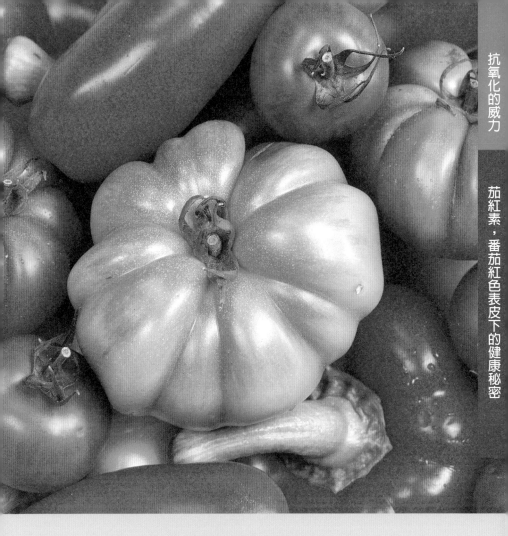

茄紅素是一種天然的色素

　　由於茄紅素在結構上有碳的共軛雙鍵（單鍵及雙鍵交互出現的結構），使得茄紅素能吸收波長更長的可見光，因此在陽光下，呈現紅色。茄紅素另一方面也是很好的食用色素來源，且易在多孔材質上染色，例如塑膠，這也是為什麼用塑膠容器盛裝義大利麵時，這麼不容易洗乾淨。

吃多少茄紅素才算足夠呢?

　　日常飲食中的茄紅素主要來自番茄相關產品,如番茄醬、番茄汁等;一些水果如西瓜、葡萄柚和木瓜等也含有茄紅素,但其茄紅素含量就遠不及番茄了。即使同為番茄,黃色番茄的茄紅素含量(五毫克/公斤)也只有紅番茄(五十毫克/公斤)的十分之一。值得注意的是,自然界中的茄紅素多屬於反式(all-trans form),而人體中的茄紅素則以順式(cis form)為主。研究發現長時間加熱烹煮後可使得順式茄紅素增加;也有研究發現,人體的胃分泌液可以使反式茄紅素轉為順式。由於茄紅素是屬於油溶性的物質,而且穩定性相當好,所以不像維他命C等營養素會因為烹調而流失,反而會因為烹煮,破壞番茄的細胞壁和組織,釋放更多的茄紅素。人類與哺乳動物都不能自行合成茄紅素,需由外界補充。所以一般建議補充茄紅素的方法都是將富含茄紅素的食材煮熟後再食用,或是食用番茄萃取物或茄紅素補充劑,用以對抗各種因為過多的自由基所引起的疾病。

　　到底一天該服用多少茄紅素才有效呢?目前認為每日攝取六毫克即可有效預防前列腺癌,而大多數的醫學及營養學者則建議每日服用二十至三十毫克。一顆大的番茄含七至八毫克的茄紅素,也就是每天至少吃三至五顆番茄才夠。另一項要注意的是,茄紅素具有親油性,容易附著於油脂分子上,所以伴隨油脂食用會提高吸收率。至於因食用茄紅素而引起的副作用來

說，到目前為止並沒有相關的文獻報告被發表出來，因此補充茄紅素可說是一種相當安全預防及治療疾病的方式。

茄紅素能預防心血管疾病

「代謝症候群」是現代人的健康大敵，它不是一種特定的「疾病」，而是一個健康危險訊號。代謝症候群是指血壓、血脂、血糖、腰圍異常的統稱，可以預警健康狀況。如果中廣肥胖（腰圍男性≧90公分、女性≧80公分）、血中三酸甘油酯（TG）偏高（≧150 md/dL）、血中高密度脂蛋白膽固醇（HDL-C）偏低（男性≦40md/dL、女性≦50md/dL）、血壓偏高（≧130/85 mmHg）、空腹血糖偏高（≧100 md /dL）等五項指標中，具有三項或三項以上便符合代謝症候群的診斷，此時就需特別注意你的健康可能已亮紅燈了。

全美第三次國民營養調查（NHANES III）的數據顯示，在超過50歲的人口中，沒有糖尿病卻有代謝症候群的族群中，14%有冠狀動脈疾病，比起糖尿病患者但沒有代謝症候群的族群的8%的還要高。不只是慢性病，代謝症候群的影響力還遍及整體的健康。2002年發表在《美國醫學會期刊》的研究顯示，代謝症候群整體的死亡率是沒有代謝症候群者的2.5倍。來自蘇

格蘭的研究,連續五年追蹤約六千人後發現,「代謝症候群」患者得到心臟病的機會,為一般人的二倍,得到糖尿病的機會更超過三倍。近幾年的研究也發現,代謝症候群與癌症、生育能力、腎臟疾病及肥胖有密切相關。

中央研究院生物醫學所研究員潘文涵和其他研究人員發表在《美國臨床營養學期刊》的文章指出,在同樣身體質量指數(BMI)值下,台灣人的高血壓、糖尿病、高尿酸血症的流行率比美國白人高;也就是說,台灣人比美國白人容易得到代謝症候群,也就是所謂的易感性強。雖然造成易感性強的原因,究竟是食物還是遺傳並不清楚,但提醒身為台灣人的我們不得不更加謹慎的防範。

一份流行病學調查發現,飲食中類胡蘿蔔素的攝取量與代謝症候群的危險因子有顯著負相關;攝取較多的 β-胡蘿蔔素、α-胡蘿蔔素及茄紅素者,其腰圍、心臟及皮下脂肪較少;其中以攝取較多茄紅素的受試者,血漿中三酸甘油酯的濃度較低。義大利人也被發現較少罹患心臟病,推測主要是因為他們最愛吃的義大利麵其主材料就是番茄。英國的研究也發現,長期吃番茄能夠降低血液中的凝血因子活性,所以對於高膽固醇患者及心臟病高危險族群具有良好的保健效果。

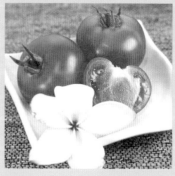

各種流行病學研究顯示,常攝取富含茄紅素的食物或是血液中茄紅素濃度越高,心血管疾病發生率愈低。一份研究調查心肌梗塞病患其脂肪組織中的類胡蘿蔔素與維他命E

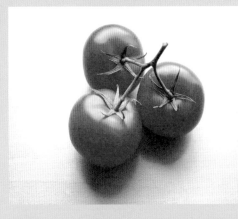

的含量，實驗設計並依年齡配對健康的人當作對照組。因為脂肪中的脂溶性抗氧化營養素的含量，能反映出這些營養素長期的攝取狀況。結果發現脂肪組織含有較高的茄紅素濃度與降低心肌梗塞風險有顯著相關，大多數的研究都支持較多的茄紅素攝取或體內茄紅素濃度與心血管疾病成負相關。

　　血清中的低密度脂蛋白膽固醇（LDL-C）的氧化，被認為是動脈粥狀硬化導致缺血性心臟病與中風之關鍵角色。茄紅素是一種抗氧化能力強的抗氧化劑，不論在細胞實驗或動物實驗，茄紅素都可抑制低密度脂蛋白膽固醇氧化及預防急性心肌梗塞和缺血性腦中風等心血管疾病。人體實驗也發現，受試者不論服用番茄糊、番茄汁、茄紅素膠囊都能顯著降低氧化型的低密度脂蛋白含量。Fuhramn等人於1997年研究發現，β-胡蘿蔔素或茄紅素不只降低LDL，還能抑制HMG-CoA還原酶（合成膽固醇的關鍵酵素）來降低心血管疾病的風險。

茄紅素能預防高血壓

高血壓被認為是心臟、腦血管及腎臟疾病的常見危險因子。維持正常的血壓可使中風發生率降低40%~50%，心肌梗塞降低20%，及充血性心臟病降低達50%以上。藉由飲 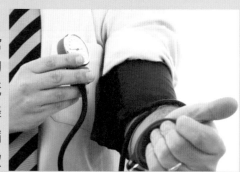 食及生活型態的改變可降低血壓。因此，根據醫療準則，所有患者都應進行適當的生活型態改變來做為治療高血壓的第一步。

近年來發現活性氧自由基（ROS）在高血壓的發生扮演著重要角色。血管的氧化壓力已在高血壓動物實驗模式及臨床高血壓病患被證實。飲食中補充水果和蔬菜，可提高血液中抗氧化維生素的含量，並降低血壓值。研究發現，茄紅素的攝取與血清中茄紅素的濃度在流行病學的調查裡被發現與高血壓的發生有密切關係。

在介入型的研究中發現，番茄萃取物對改善收縮壓與舒張壓具不錯的成效。研究發現給予未接受藥物治療的輕型高血壓病患服用番茄萃取物長達八週，患者的收縮壓與舒張壓顯著下降，氧化壓力指標也跟著下降。此外也針對有接受藥物治療的高血壓病患，伴隨治療給予番茄萃取物並評估收縮壓與舒張壓的改變。實驗招募54個藥物治療但血壓控制不佳的高血壓受試者（無併發症），他們被隨機的分配到兩組，並進行基礎的檢

查。實驗為六週的雙盲交叉治療，分別給予番茄萃取物或是不含番茄萃取物的安慰劑。結果每日口服番茄萃取物的受試者，能顯著的降低收縮壓與舒張壓，血清茄紅素和硝酸鹽的量也緩慢的提升。因此血壓下降可能是由於番茄萃取物的抗氧化活性並可提高血清中的一氧化氮濃度（NO）。結論均認為食用富含抗氧化劑的番茄萃取物對輕中度高血壓患者做短期治療可降低血壓達緩和狀態。

茄紅素能預防非酒精型的脂肪肝

　　根據台灣肝病防治學術基金會於2003年至2005年期間，針對三千八百五十一位上班族所做的超音波檢查發現：42.9%的上班族有輕重程度不一的脂肪肝問題，其中男性罹患脂肪肝的比例更高達49.12%，幾乎每二個男性上班族就有一人有脂肪肝；以年齡層來看，隨著年齡漸增，罹患脂肪肝的比例也愈高。分析這些脂肪肝患者的血脂數值發現，膽固醇異常者占20.7%，三酸甘油酯異常者占17.2%，血糖異常者占2.7%。這些有脂肪肝的上班族當中，男性占62.3%、女性占37.7%；體重正常者占55.2%、體重超出正常者有44.8%，所以脂肪肝不只是肥胖者需要擔心的問題。

脂肪肝對人體健康的警訊高於診斷，因為脂肪肝通常是身體出現許多問題的結果，特別是代謝症候群中的胰島素抗性（Insulin Resistance），由於身體無法有效利用胰島素轉化葡萄糖以產生熱能，會利用三酸甘油酯再分解成脂肪酸和甘油，而脂肪酸再進入肝臟內就會重新組合成脂肪，因此有胰島素抗性時，大腦會以為體內胰島素不足，不斷下令分泌更多胰島素，致使肝內脂肪愈積愈多，便形成脂肪肝。

　　有脂肪肝的人通常沒有感覺，有八成以上的患者是在進行健康檢查時無意中發現，少數的症狀多半也只是一些非特異的腸胃道症狀；例如上腹部不適，或有輕微疼痛；有些人則是出現食慾不振、疲倦、腹脹、上腹壓迫感及噁心、嘔吐等症狀，少數有肝腫大或肝功能異常。如果只是單純的脂肪肝，在過去一般被認為沒有什麼問題，但近10至20年來，許多研究都發現脂肪肝會造成肝纖維化（硬化）的病例，由於美國肥胖人口超過五成以上，因此脂肪肝也漸漸被認為具有健康的威脅性。有學者認為，肝脂肪會造成細胞表面的特殊受體活化而發出死亡訊號，導致肝細胞受損；脂肪也會造成供應細胞能量的粒線體不正常而造成肝細胞死亡；脂肪產生的胰島素抗素也會讓脂肪肝惡性循環；脂肪過多也會刺激細胞激素增加，造成肝細胞壞死。

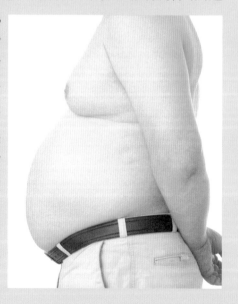

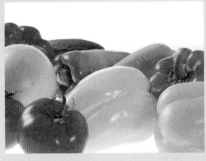

預防及治療非酒精性脂肪肝的最佳策略就是飲食控制及減重。最近也有一些研究發現茄紅素對預防脂肪肝有一定助益。Bahcecioglu 等人在2000年做了動物研究，實驗動物被分成四組，分別為：1.標準飲食組。2.高脂肪飲食。3.高脂肪飲食+茄紅素（2毫克/公斤體重）。4.高脂肪飲食+茄紅素（4毫克/公斤體重），實驗期間為六週，結果顯示：高脂肪組的肝臟有脂肪變性的反應且其發炎物質α-smooth muscle actin（α-SMA）及cytochrome P450 2E1 (CYP 2E1)的表現均顯著高於兩組餵食不同劑量的茄紅素組；此外，餵食高脂肪組的老鼠血清中的GOT、GPT、TNF α（腫瘤壞死因子 ）、血清和肝的氧化物質均顯著高於餵食標準飲食組；茄紅素組的胰島素抗性顯著低於高脂肪組（胰島素抗性高對身體有很大的傷害）。該研究團隊推論，茄紅素可以減少因高脂肪飲食所誘發的細胞氧化壓力及脂肪肝。

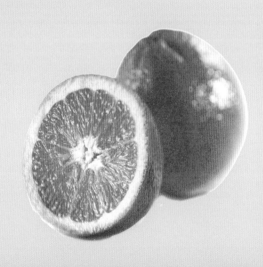

茄紅素能預防攝護腺肥大

在台灣的男性四十歲以上或多或少都有攝護腺肥大的困擾，八十歲以上飽受攝護腺肥大之苦者，更高達九成以上。你可以想像一下「膀胱」就像個「水庫」，而「攝護腺」就像是水庫的「閘門口」，當閘門變大、厚重、行動遲緩時，就會造成水庫瀉洪不順，也就是俗稱「攝護腺肥大」，症狀包括有頻尿、夜尿、排尿困難、尿流減弱和排尿不淨等。茄紅素因脂溶性高，因此在體內含脂質較多的組織器官，茄紅素愈容易沈積分佈，攝護腺就是體內含脂質高的組織，所以在這些組織中，茄紅素愈有足夠能力及量去產生其相關生物活性效能。

台大醫院在2004年，針對62名攝護腺肥大患者，進行一年半的研究發現，兩組每天分別給予15毫克及30毫克茄紅素治療的患者，在改善排尿障礙症狀上，都有顯著效果。尤其服用劑量越高者，效果越明顯，在服用4週至12週後，評估排尿功能的「國際攝護腺症狀評分表International Prostate Symptom Score(IPSS)」分數，平均都由中度排尿困難的11、12分，大幅降至輕度的7分以下，進步幅度達三分之一。傳統治療攝護腺肥大的藥物，多是採用甲型交感神經阻斷劑，不過易出現副作用，約有一至二成的患者，在服用後會出現血壓低、頭暈等症狀，對於上了年紀的老人而言，一不小心還會導致跌倒等意外；因此，茄紅素提供另一個沒有副作用的輔助治療選擇。

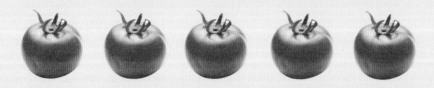

茄紅素能預防癌症

　　前列腺癌是美國男性最常發生的癌症之一，而在全球的男性癌症死亡率排名僅次於肺癌。前列腺癌是很適合做預防介入的一種疾病，因為在有症狀出現或是被確立診斷之前，前列腺癌的發展是很緩慢的，而且通常是發生在超過五十歲的男性。所以，藥物或營養的介入，使病患延緩癌症的發展以提升生活品質，效果是非常明顯的。

　　有關茄紅素與前列腺癌之間的關係，始於1970年代的一項研究報告。該報告指出，每個月攝取十四次含茄紅素的飲食，相較於每個月只攝取三次含茄紅素的飲食，其前列腺癌的發生率降低了30％。而稍後在1986至1992年間，一項由義大利學者進行的廣泛規模研究更證實了高濃度的茄紅素的確能有效降低前列腺癌的發生率。西元2001年，Dr. Kucuk等人的報告指出，每日服用三十毫克的茄紅素，有助於此類患者在接受前列腺根除手術之後的癌細胞控制。

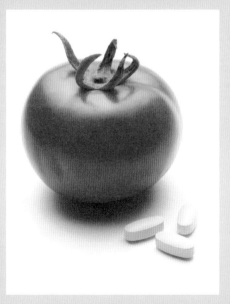

　　近期細胞研究指出，使用茄紅素之後，會誘發前列腺癌細胞株LNCaP產生細胞凋亡反應。在這項動物研究中，研究人員使用前列腺癌轉基因的老鼠，就是說這些實驗動物在生長階段會產

生前列腺癌，然後藉由控制飲食的方式來觀察老鼠的狀況。從不同的年齡開始，分別是4、8、20和36週給予人類劑量的維生素E、硒、茄紅素，另一組則是只有維生素E和硒；研究發現在8週開始使用複合維他命E、硒與茄紅素的組別，前列腺癌與肝轉移顯著的降低。而只有補充維生素E和硒的實驗動物被觀察到84.6%的老鼠發展成前列腺癌，而11.5%的老鼠產生高度前列腺上皮內瘤。研究人員根據結果下了一個結論，若能早點開始補充維生素E、硒與茄紅素複合物，即能有效降低前列腺癌。茄紅素則是被認為能有效預防前列腺癌的關鍵營養素。

　　一份臨床試驗中，研究人員找來32位被診斷出有前列腺癌的患者，並在他們進行前列腺切除手術的前三週提供番茄義大利麵(30毫克茄紅素/天)當主菜食用，同時找來34位患有前列腺癌的患者當控制組，但不給予番茄義大利麵，並經歷前列腺切除手術。比較活體切片及已切除的前列腺組織中腫瘤區的細胞凋亡數，可以觀察在食用義大利麵醬的組別，癌細胞凋亡數顯著提高。此研究證實食用番茄義大利麵醬能藉由提高癌細胞細胞凋亡，進而抑制前列腺癌的發展。

　　2003年由Dr. Ansari針對做完睪丸切除術後的前列腺癌患者追蹤分析發現，每天服用茄紅素的前列腺癌術後患者，有78%的患者其攝護腺特異抗原(PSA; Prostate Specific Antigen)的指數低於危險值4，而沒有服用茄紅素的患者只有40%的患者，PSA的指數是在正常範圍內，後續追蹤結果也發現，服用茄紅素的前列腺癌術後患者只有20%是因為癌症復發過世，沒有服用茄紅素的一組則有高達35%是死於前列腺癌。此研究報告同時指出，茄紅素有助於改善患者的尿路通暢問題，同時也有明顯

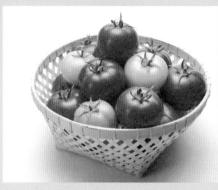

降低復發率的趨勢。一項2004年的整合分析評估茄紅素/番茄的攝取量與前列腺癌的關係，作者統計發現血清茄紅素、茄紅素的攝取、烹煮過蕃茄的攝取及生番茄的攝取能顯著降低前列腺癌的風險。

　　至於茄紅素為何會對前列腺癌有所幫助，機轉仍不明確。目前有幾項存在的理論，第一項理論認為茄紅素能有效降低胰島素成長因子，而此項因子被認為與前列腺癌的發生有關。第二項理論則指出，茄紅素可藉由刺激正常前列腺組織分化而間接抑制癌細胞的成長速度。當今最被廣為接受的學說，則是由於茄紅素本身具有抗氧化的作用，可清除體內過多的自由基，而自由基正是損壞細胞DNA造成癌變的主因之一。

　　Kavanaugh等人在2007年回顧多篇研究指出，茄紅素可降低多項癌症如胰臟癌、肺癌、卵巢癌、子宮內膜癌、胃癌、結腸癌等癌症的發生率。此外也有研究指出補充茄紅素可降低更年期婦女罹患卵巢癌及乳癌的機率。國際癌症月刊也指出茄紅素可以減少口腔、咽喉、食道、胃、大腸及直腸癌症的發生。

茄紅素能預防骨質疏鬆症

　　社會經濟進步及醫療品質的提昇，老年人口比例有愈來愈高的趨勢，根據2008年內政部的統計資料，台灣65歲以上老年人口比例為10.4%。人口老化與其衍生的相關問題就成為當前公共衛生的重要課題。而骨質疏鬆症相關之骨折所導致之行動不便約等於其他慢性疾病之總和，甚至高於除肺癌外之所有癌症之總和。為此世界衛生組織明白的指出，未來骨質疏鬆症將是僅次於心臟血管疾病危害人類健康的殺手。

　　骨質疏鬆症早期並無明顯症狀，因此骨質疏鬆症常常被低估，經常是已經骨折之後才發現，無法達到預防骨折與早期治療的目標。而一旦產生骨折後，不但會花費大量的社會經濟成本，同時對患者本人來說，其所造成的疼痛及活動受限將嚴重影響生活品質。臺灣地區研究顯示，當髖骨骨折發生後，其一年內之死亡率為33%，存活者中也常因此變成不良於行，甚至於終身依賴他人照顧。因此骨質疏鬆症的早期診斷非常重要。

　　之前國外的研究顯示，65歲以上女性骨質疏鬆症之盛行率在歐美約為18%至40%，亞洲地區之日本及韓國則介於12%至68%。而台灣地區目前骨質疏鬆盛行率之研究則介於7.45%至39.5%之間。骨質疏鬆症是一種骨質密度降低，骨骼脆弱容易骨折疾病。根據調查，兒童骨密度與水果關係研究指出；經常吃水果的學童骨骼發育較正常。另外芬蘭的研究也指出，經常吃蔬果的人比不太吃蔬果者骨質密度高，骨折風險較低；研究人員推測這可能是蔬果含有豐富的抗氧化成份所致。最近的研究顯示骨密度較低的人體內氧化壓力也比較大；舊骨骼之分

解破壞是氧化壓力的結果，氧化壓力與罹患骨質疏鬆症的風險相關，所以預防骨質疏鬆不僅需要補充骨骼生長所必需的鈣、鎂、硼和硒及適度運動外，還需要攝取足夠的抗氧化物質。

根據多項研究顯示，血液中的茄紅素濃度，會影響停經後骨質疏鬆症的發生率，茄紅素能夠刺激骨頭增生且抑制破骨細胞生成，此為茄紅素促進骨骼健康提供了一項證據。一份針對茄紅素對預防骨質疏鬆症的隨機對照研究，將60位停經婦女（年齡50-60歲）分為四組，分別給予(1)正常番茄汁組（30毫克茄紅素/天）、(2)強化茄紅素的番茄汁組（70毫克茄紅素/天）、(3)茄紅素膠囊（30毫克茄紅素/天）及(4)不含番茄汁的安劑組，研究期間為四個月，結果顯示(1)(2)(3)組四個月後血液中的茄紅素濃度及抗氧化能力顯著高於安慰劑組，此外，(1)(2)(3)組脂質及蛋白質的過氧化現象顯著下降，更重要的顯著下降骨吸收的生物標記N-Tx（bone resorption maker NTx），進而降低罹患骨質疏鬆的風險。

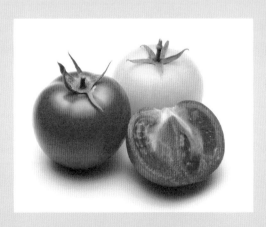

茄紅素能提高皮膚的防護能力

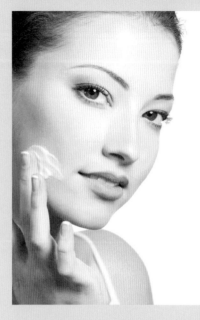

國外曾經有人研究皮膚經紫外光照射後的反應，結果發現紫外線照射後 β-胡蘿蔔素在皮膚含量不被改變，但茄紅素含量卻大大被降低，這顯示茄紅素可能負擔皮膚對抗紫外線光老化的任務。在動物實驗也顯示：蓄積在皮膚中的茄紅素可消除皮膚因紫外線照射而產生並會導致脂質過氧化的活性氧，也就是能減少肌膚的老化因子。

　　一份人體實驗針對茄紅素與紫外線防護效果的研究中，給予實驗組食用強化茄紅素的義大利麵醬（含10毫克的茄紅素），控制組則是食用10公克橄欖油，實驗期間為連續12週，實驗前及實驗後，均讓受試者接受UV光照射再測試其皮膚狀況，結果顯示食用茄紅素的實驗組的抗曬傷能力比食用橄欖油的控制組高33％，同時分析兩組受試者的皮膚細胞更發現一項驚人的結果，實驗組的皮膚竟然含有較多的膠原蛋白，而我們知道膠原蛋白可維持皮膚的結構，若皮膚失去膠原蛋白會導致老化及失去彈性，所以研究人員推測若採用富含茄紅素的飲食會顯著的提高皮膚前膠原蛋白（procollagen）的含量，這些增加量被認為是對抗皮膚老化的重要因素，也與顯著減少皮膚曬傷有相關性。由此可見，茄紅素可保護皮膚避免紫外線傷害進而延緩皮膚老化。

茄紅素能預防皮膚曬傷與曬黑

　　在東方，我們的觀念往往是肌膚白皙就是美麗的象徵，預估光在台灣美白保養類的產品就有高達58億台幣的產值。然而在戶外時紫外線不僅會導致皮膚曬傷老化，更引發最令女性厭惡的黑色素沉澱問題，不僅讓肌膚暗沉，更進而導致皮膚出現斑點、雀斑‥等問題。除了做足防曬措施外，補充茄紅素也是個不錯的方式，我們可由細胞實驗中了解茄紅素不僅可以消除促使黑色素生成的活性氧，又可抑制黑色素生成時所需的「鉻氨酸酶」的活性，所以有美白的功效。

　　至於在西方常見的皮膚黑色素細胞癌，在細胞實驗也發現茄紅素或番茄皮萃取液可有效的抑制惡性的黑色素性皮膚癌細胞增生。前面有提到茄紅素因為是脂溶性的特性，它會累積在脂肪較多的組織，而皮膚就是一個脂肪含量高的組織（例如在皮膚最內層的皮下組織，含脂質含量很高）。因此大量攝取番茄或食用茄紅素補充品使對皮膚具有相當程度的保護作用。

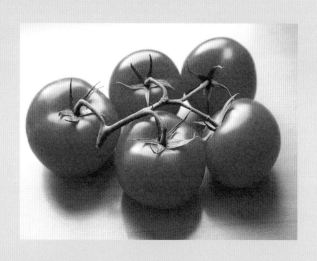

營養小博士

茄紅素十大作用

1. 預防和抑制癌症惡化：

   最新研究成果發現，每天攝取30毫克茄紅素，可預防前列腺癌、消化道癌以及膀胱癌等多種癌症的效果。

2. 保護心血管：

   在動脈粥狀硬化的發生和發展過程中，血管內膜中的脂蛋白氧化是一個關鍵因素。茄紅素在降低脂蛋白氧化方面發揮重要作用。

3. 抗紫外線輻射功能：

   茄紅素能對抗陽光造成的肌膚傷害，降低紫外線引發紅斑、曬傷等問題。

4. 抑制腫瘤形成：

   腫瘤生成的重要機制之一是組織細胞在外界致癌物的作用下發生基因突變，而茄紅素能阻斷這個過程，減少腫瘤或癌細胞的形成。

5. 延緩衰老、增強免疫力：

   茄紅素可以最有效地清除人體內的自由基，保持細胞正常代謝，預防衰老。

6. 減緩過敏症狀：

   茄紅素可大大改善皮膚過敏症，消除因皮膚過敏而引起的皮膚乾燥和搔癢感。

7.黏膜保護：

茄紅素保護黏膜，番茄紅素大量存在於體內各種黏膜組織，長期服用可以改善各種因體內黏膜組織破壞而引發的各種不適。如乾咳、眼睛乾澀，口腔潰瘍，保護胃腸道黏膜組織等。

8.解酒效果：

茄紅素還具有極強的解酒作用。酒精在人體內的代謝過程主要是氧化還原反應，會產生大量的自由基。茄紅素可以減輕酒精對肝臟的損傷；而酒醉後服用，可以減輕頭痛、嘔吐等醉酒症狀。

9.預防骨質疏鬆。

10.改善高血壓。

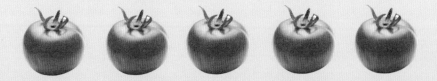

參考文獻

- Food labeling: health claims; antioxidant vitamin A and beta-carotene and the risk in adults of atherosclerosis, coronary heart disease, and in cancers--FDA. Interim final rule. Fed Regist 63, 34092-7, 1998.
- A.J. Young DMP, G.M. Lowe, in: N.I. Krinsky, S.T. Mayne, H. Sies (Eds.). Carotenoids in Health and Disease. 105-126, 2004.
- Agarwal S, Rao AV. Tomato lycopene and low density lipoprotein oxidation: a human dietary intervention study. Lipids 33, 981-4, 1998.
- Chen CP, Hung CF, Lee SC, Lo HM, Wu PH, Wu WB. Lycopene binding compromised PDGF-AA/-AB signaling and migration in smooth muscle cells and fibroblasts: prediction of the possible lycopene binding site within PDGF. Naunyn Schmiedebergs Arch Pharmacol 381, 401-14, 2010.
- Gaudet MM, Britton JA, Kabat GC, Steck-Scott S, Eng SM, Teitelbaum SL, Terry MB, Neugut AI, Gammon MD. Fruits, vegetables, and micronutrients in relation to breast cancer modified by menopause and hormone receptor status. Cancer Epidemiol Biomarkers Prev 13, 1485-94, 2004.
- Hantz HL, Young LF, Martin KR. Physiologically attainable concentrations of lycopene induce mitochondrial apoptosis in LNCaP human prostate cancer cells. Exp Biol Med (Maywood) 230, 171-9, 2005.
- Heber D, Lu QY. Overview of mechanisms of action of lycopene. Exp Biol Med (Maywood) 227, 920-3, 2002.
- Hung CF, Huang TF, Chen BH, Shieh JM, Wu PH, Wu WB. Lycopene inhibits TNF-alpha-induced endothelial ICAM-1 expression and monocyte-endothelial adhesion. Eur J Pharmacol 586, 275-82, 2008.
- Ishimi Y, Ohmura, M., Wang, X., Yamaguchi, M., and Ikegami, S.: Inhibition by carotenoids and retinoic acid of osteoclast-like cell formation induced by bone-resorbing agents in vitro. J. Clin. Biochem. Nutr. 27, 113-122, 1999.
- Ivanov NI, Cowell SP, Brown P, Rennie PS, Guns ES, Cox ME. Lycopene differentially induces quiescence and apoptosis in androgen-responsive and -independent prostate cancer cell lines. Clin Nutr 26, 252-63, 2007.
- Jemal A, Siegel R, Ward E, Hao Y, Xu J, Thun MJ. Cancer statistics, 2009. CA Cancer J Clin 59, 225-49, 2009.
- Kavanaugh CJ, Trumbo PR, Ellwood KC. The U.S. Food and Drug Administration's evidence-based review for qualified health claims: tomatoes, lycopene, and cancer. J Natl Cancer Inst 99, 1074-85, 2007.
- Khan N, Afaq F, Mukhtar H. Cancer chemoprevention through dietary antioxidants: progress and promise. Antioxid Redox Signal 10, 475-510, 2008.
- Kim HS, Bowen P, Chen L, Duncan C, Ghosh L, Sharifi R, Christov K. Effects of tomato sauce consumption on apoptotic cell death in prostate benign hyperplasia and carcinoma. Nutr Cancer 47, 40-7, 2003.

· Kohlmeier L, Hastings SB. Epidemiologic evidence of a role of carotenoids in cardiovascular disease prevention. Am J Clin Nutr 62, 1370S-1376S, 1995.
· Kohlmeier L, Kark JD, Gomez-Gracia E, Martin BC, Steck SE, Kardinaal AF, Ringstad J, Thamm M, Masaev V, Riemersma R, Martin-Moreno JM, Huttunen JK, Kok FJ. Lycopene and myocardial infarction risk in the EURAMIC Study. Am J Epidemiol 146, 618-26, 1997.
· M. Rizwan IR-B, A. Harbottle, M. Birch-Machin, R.E.B. Watson, L.E. Rhodes Lycopene protects against biomarkers of photodamage in human skin. British Society for Investigative Dermatology Annual Meeting 2008.
· Mackinnon ES, Rao AV, Josse RG, Rao LG. Supplementation with the antioxidant lycopene significantly decreases oxidative stress parameters and the bone resorption marker N-telopeptide of type I collagen in postmenopausal women. Osteoporos Int 22, 1091-101, 2011.
· Marmot MaA, T and Byers, T and Chen, J and Hirohata, T and Jackson, A and James, W and Kolonel, L and Kumanyika, S and Leitzmann, C and Mann, J and Powers, H and Reddy, K and Riboli, E and Rivera, JA and Schatzkin, A and Seidell, J and Shuker, D and Uauy, R and Willett, W and Zeisel, S. Food, Nutrition, Physical Activity, and the Prevention of Cancer: A Global Perspective., 2007.
· Parthasarathy S, Steinberg D, Witztum JL. The role of oxidized low-density lipoproteins in the pathogenesis of atherosclerosis. Annu Rev Med 43, 219-25, 1992.
· Rao LG, Mackinnon ES, Josse RG, Murray TM, Strauss A, Rao AV. Lycopene consumption decreases oxidative stress and bone resorption markers in postmenopausal women. Osteoporos Int 18, 109-15, 2007.
· Ried K, Fakler P. Protective effect of lycopene on serum cholesterol and blood pressure: Meta-analyses of intervention trials. Maturitas 68, 299-310, 2011.
· Sluijs I, Beulens JW, Grobbee DE, van der Schouw YT. Dietary carotenoid intake is associated with lower prevalence of metabolic syndrome in middle-aged and elderly men. J Nutr 139, 987-92, 2009.
· Tang L, Jin T, Zeng X, Wang JS. Lycopene inhibits the growth of human androgen-independent prostate cancer cells in vitro and in BALB/c nude mice. J Nutr 135, 287-90, 2005.
· Tung KH, Wilkens LR, Wu AH, McDuffie K, Hankin JH, Nomura AM, Kolonel LN, Goodman MT. Association of dietary vitamin A, carotenoids, and other antioxidants with the risk of ovarian cancer. Cancer Epidemiol Biomarkers Prev 14, 669-76, 2005.
· Van Breemen RB, Sharifi R, Viana M, Pajkovic N, Zhu D, Yuan L, Yang Y, Bowen

PE, Stacewicz-Sapuntzakis M. Antioxidant effects of lycopene in African American men with prostate cancer or benign prostate hyperplasia: a randomized, controlled trial. Cancer Prev Res (Phila) 4, 711-8, 2011.

· Vrieling A, Voskuil DW, Bonfrer JM, Korse CM, van Doorn J, Cats A, Depla AC, Timmer R, Witteman BJ, van Leeuwen FE, Van't Veer LJ, Rookus MA, Kampman E. Lycopene supplementation elevates circulating insulin-like growth factor binding protein-1 and -2 concentrations in persons at greater risk of colorectal cancer. Am J Clin Nutr 86, 1456-62, 2007.

· Wang Y, Ausman LM, Greenberg AS, Russell RM, Wang XD. Dietary lycopene and tomato extract supplementations inhibit nonalcoholic steatohepatitis-promoted hepatocarcinogenesis in rats. Int J Cancer 126, 1788-96, 2010.\

· Witztum JL. The oxidation hypothesis of atherosclerosis. Lancet 344, 793-5, 1994.

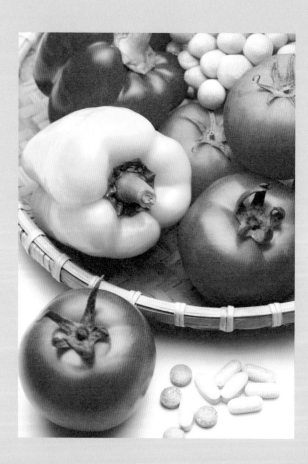

黃梔配質，
傳統藥用植物裡的新抗氧化成分

■黃梔配質可被人體快速吸收。

■黃梔配質可消除視覺疲勞，
且可改善眼睛血流量及降低眼睛因毒素導致的發炎反應。

■黃梔配質可以降低實驗動物的血清總膽固醇、
三酸甘油酯、低密度脂蛋白膽固醇及抑制動脈斑塊的形成；
除預防動脈粥狀硬化外，亦改善因壓力所產生的心肌肥大。

■黃梔配質能透過調控與肝臟脂質代謝相關的基因，
加速清除血液中的三酸甘油酯，
減少脂肪堆積在肝臟和肌肉的損害，
進而增加胰島素的敏感性。

■黃梔配質具保護神經細胞效果，
並抑制發炎物質及自由基的產生，
對於預防神經退化性疾病有很大的助益。

■黃梔配質可以幫助實驗動物從休克中復甦，
且明顯改善休克後生存率並減少細胞死亡。

■黃梔配質為有效率且安全的改善睡眠品質的選擇，
且沒有副作用，也可幫助改善生理性疲勞。

黃梔配質──傳統藥用植物的新抗氧化成分

黃梔配質

　　梔子花又名梔子、黃梔子，其花語是「永恆的愛，一生守侯和喜悅」。一般又稱梔子花為「山梔子」或「梔子」，是重要天然黃色染料和香料，且梔子花不僅在中醫裡是常用的藥品外，目前備受矚目的成分為黃梔配質（Crocetin）便是從梔子花果實中分離出來的。黃梔配質和葉黃素、茄紅素、β-胡蘿蔔素一樣，都被歸類為類胡蘿蔔素一種；具有抗氧化及多項生理功能，但與其他類胡蘿蔔素的差異在於，由於其分子量極小，僅為一般類胡蘿蔔素的2/3大，所以更容易被人體吸收，且兩末端具有極性基，具有水溶性及脂溶性的雙重特性，因此大大提高其人體吸收率及其活性。

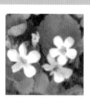

黃梔配質（crocetion）
（又名藏紅花酸、番紅花酸及西紅花酸）
是存在梔子花果實裡的重要抗氧化成份

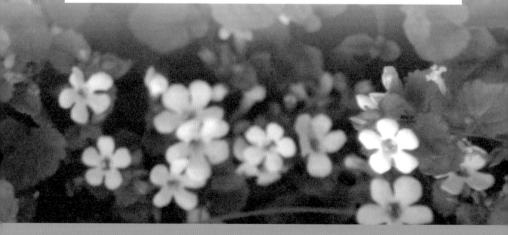

黃梔配質源自先人的古老智慧

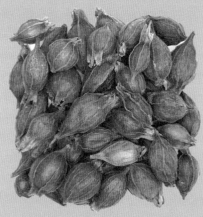

唐朝杜甫的「梔子」詩：「梔子比眾木，人間誠未多。于身色有用，與道氣相和。紅取風霜實，青看雨露柯。無情移得汝，貴在映江波」。這是在形容梔子花的美。而傳說裡梔子花原本是天上的仙女，由於她嚮往人間的美麗，就化身變為一棵花樹來到人間。這時候一位年輕人恰巧在田埂邊看到了這棵小樹，就移植回家，細心照顧它。於是小樹生機盎然，開了許多潔白花朵，化身為樹的梔子花為了報答年青人的恩情，她白天為主人洗衣做飯，晚間香飄院外。最後老百姓知道了，從此就家家戶戶都種起了梔子花。後來在江南各地，每逢花開時節，濃濃的樹蔭下，可傳來陣陣梔子花香，也都可以看到花販們用銅絲把它穿成花圈，沿街叫賣，頗受當時貴婦們喜愛。

梔子花除觀賞用途，早在中國，即很重視梔子花的藥用效果，其花、果實、葉和根可入藥，泡茶或煎湯服，有清熱利尿、涼血解毒、黃疸、血淋痛澀、目紅腫痛、火毒瘡、降血壓等功效。本草綱目稱其「悅顏色，《千金翼》面膏用之」。「滇南本草」稱其「瀉肺火，止肺熱咳嗽，止鼻衄血，消痰」。在司馬遷寫的「貨殖傳」上，已把它稱為「梔茜」說：「梔茜千石，亦比千乘之家。」那時的梔子，竟和金銀財寶同價。

黃梔配質在人體有很好的吸收效果

　　為證實黃梔配質在人體的吸收效應，在2011年一項針對黃梔配質的藥物動力學研究，更加證實了黃梔配質可快速被人體吸收且無副作用。研究人員招募10位菲律賓志願者（分別是五位男性、五位女性）。受試者以間隔一星期時間的方式，分別食用3種劑量的黃梔配質（7.5、15和22.5毫克）。之後再食用黃梔配質後的1、2、4、6、8、10和24小時自肱靜脈採集血液樣本。結果發現，給予黃梔配質一小時內能被迅速吸收並在血液中測定得到。黃梔配質平均從4.0到4.8小時達到最高濃度範圍。黃梔配質從人血漿中被清除的平均清除半衰期為6.1至7.5小時。此外在安全性上，也證實即使食用高達22.5毫克劑量的黃梔配質，對身體並無任何嚴重不良影響，而黃梔配質被認為比其他類胡蘿蔔素如 β-胡蘿蔔素，葉黃素和茄紅素要來的快速吸收。

Crocetin的分子結構式

（中文名稱可以為黃梔配質、藏紅花酸、番紅花酸、西紅花酸）

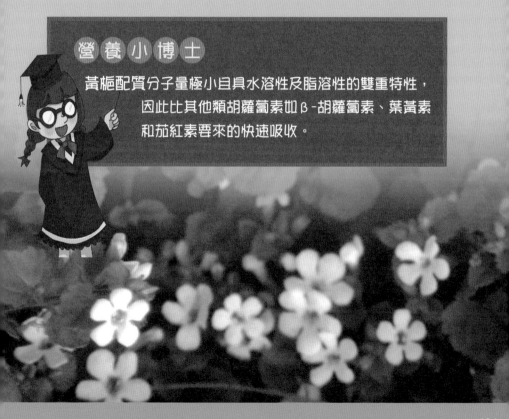

8,8'-diapocarotene-8,8'-dioic acid (IUPAC-IUB)

分子式（Molecular Formula）	：	$C_{20}H_{24}O_4$
分子量（Molecular weight）	：	328
熔　點（Fusion Point）	：	285℃

營養小博士

黃梔配質分子量極小且具水溶性及脂溶性的雙重特性，因此比其他類胡蘿蔔素如β-胡蘿蔔素、葉黃素和茄紅素要來的快速吸收。

黃梔配質是保護眼睛的重要關鍵

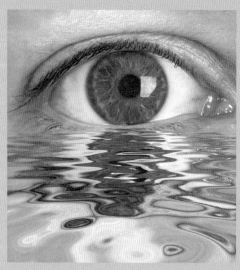

長時間使用電腦，會導致眼睛疲勞及其他視力問題，即所謂的「電腦視覺症候群」（Computer Vision Syndrome），原本好發於四十歲以上，但現今因為使用電腦的機會增多，使好發年齡層普遍下降。黃梔配質在保護眼睛的效益上我們可以從人體研究中獲得證實：使用黃梔配質的確具有消除眼睛疲勞的作用，主要是因為黃梔配質可減緩眼睛水晶體的震動，又稱為「調整微動」。當我們長時間用眼過度時，眼睛一旦產生疲勞，震動便產生，進一步將震動強度及頻率分析數值化之後，測定「調整微動的高週波成分出現頻度」測試結果，攝取黃梔配質者，在操作電腦後休息20分鐘就可以恢復眼睛的調整機能。

此外，根據動物實驗結果也發現，無論口服梔子花果實萃取物或靜脈注射黃梔配質，對眼睛的角膜內眼前房部有保護作用，可改善眼睛血流量及降低眼睛因毒素導致的發炎反應。

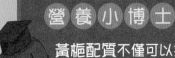

營養小博士

黃梔配質不僅可以提供眼睛良好的抗氧化保護，還有助於舒緩疲勞的水晶體，改善疲憊的雙眼。

黃梔配質保護你的心血管

在台灣十大死因中，扣除每年都名列榜首的癌症與人為事故所造成的意外死亡外，前五大幾乎都與心血管疾病有相關性。黃梔配質在心血管相關的保護上有顯著的效果，有一份動物研究說明了黃梔配質的效果，當餵食實驗動物高膽固醇飲食，讓動物產生心血管傷害。然後在實驗一開始時先將動物分組，一組為實驗組每2.5日就由肌肉注射

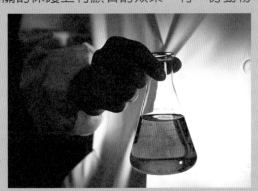

黃梔配質92微克，另一組則為對照組，除了一樣吃很高膽固醇飲食外，不做任何改變。結果顯示，黃梔配質組的膽固醇比對照組低50%，且實驗期間黃梔配質組的三酸甘油酯維持正常，而對照組血液中的三酸甘油酯卻驚人的增加了2000％，研究人員推論黃梔配質可提高脂肪代謝能力，因此可減少動脈硬化的發生率。

也有另一項實驗發現黃梔配質可透過其他機制來預防動脈粥狀硬化，進而預防心血管疾病。實驗人員餵食實驗動物高脂肪飲食及黃梔配質，分別每公斤體重給予25、50、100毫克的黃梔配質，連續九週，結果發現在任何劑量下黃梔配質皆可以降低實驗動物的血清總膽固醇、三酸甘油酯、低密度脂蛋白膽固醇及抑制動脈斑塊的形成。不僅在動物研究有效果發現，我們從一些人體研究中也發現黃梔配質可以降低人體血液中的過氧化脂質（malondialdehyde）產生及抑制血清中一氧化氮的下降（一氧化氮可降低低密度脂蛋白的氧化），多數學者普遍認為黃梔配質的降血脂效應可能與他的抗氧化活性有關。

接下來2006年的研究更加證實上述學者的研究推論。將實驗動物分成兩組，控制組被餵食高脂肪飲食連續八週，導致胸腔動脈血管有粥狀硬化損傷，且其血漿中的脂肪、Thiobarbituric Acid Reactive Substances（TBARS；脂質過氧化程度）及氧化型的低密度脂蛋白膽固醇上

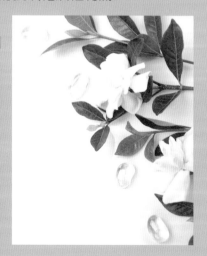

升。而實驗組除了餵食高脂肪飲食之外，額外給予黃梔配質，結果顯示給予黃梔配質的組別顯著減少動脈血管硬化損傷的發展，且其TBARS及氧化型的低密度脂蛋白的顯著低於未給予黃梔配質的控制組；雖然此研究的血漿中的脂質濃度沒有顯著改變，但其血漿中的抗氧化能力及SOD（內生型的抗氧化酵素）的活性顯著上升。因此該研究團隊認為黃梔配質預防動脈硬化的功能，主要是黃梔配質的抗氧化活性可預防低密度脂蛋白膽固醇被氧化所致。

除了預防動脈粥狀硬化外，黃梔配質也被發現可改善因壓力所產生的心肌肥大。我們知道正腎上腺素是人體對抗壓力時的荷爾蒙，如果將動物長期注射正腎上腺素的話，會導致動物的抗氧化能力下降及心肌的過氧化脂質增加，而當實驗動物被餵食黃梔配質之後發現，黃梔配質可顯著減少過氧化脂質，及提升心肌的抗氧化酵素GSH-Px和SOD的活性，且顯著改善受正腎上腺素所誘導的心肌病理組織的改變。研究人員認為黃梔配質對保護心臟作用主要是因為黃梔配質與調整體內的抗氧化酵素的活性有關。

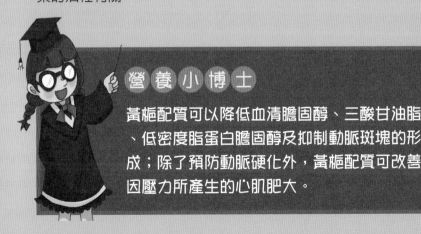

營養小博士

黃梔配質可以降低血清膽固醇、三酸甘油脂、低密度脂蛋白膽固醇及抑制動脈斑塊的形成；除了預防動脈硬化外，黃梔配質可改善因壓力所產生的心肌肥大。

黃梔配質能預防癌症

癌症在美國及台灣都是死亡的首要原因,而每年在世界各地,約有八百萬人因癌症死亡。儘管現在對於癌症病患的治療方法選擇性越來越多,但成果往往有時間限制或者不具療效。在美國,將近有50%~60%的癌症病患,會使用來自植物不同部位

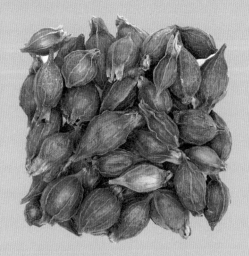

萃取的化合物或營養素,單獨或合併使用傳統治療,像是化療或是放射治療。

新藥的需求促使很多研究開始評估水果、蔬菜、藥草以及香料中的抗癌物質。而番紅花,是一種萃取自Crocus sativus L乾燥柱頭的香料與食物著色劑,在古代阿拉伯、印度與中國文化中,番紅花被當作草藥,用來治療各種不同的病痛包含癌症。黃梔配質又名番紅花酸,除了在梔子花果實中含量豐富外,也是番紅花中一種重要的類胡蘿蔔素成分。黃梔配質能藉由抑制癌細胞核酸的合成,強化抗氧化系統,誘導細胞凋亡並阻礙生長因子的訊號傳遞路徑,進而影響癌細胞的生長。

黃梔配質改善胰島素抗性及預防糖尿病

　　所謂糖尿病，是指身體無法使血糖的濃度下降至正常範圍，尤其是進食之後，多餘的葡萄糖由尿液中排出的情形。糖尿病以第一型及第二型最為常見。第一型糖尿病起因於胰島素分泌不足，導致身體無法降低血糖。這類型的糖尿病往往是先天性遺傳缺陷所造成的，通常在青少年時期或更早期發病，治療的方法是適當地補充胰島素。第二型糖尿病則肇因於肌肉組織、脂肪組織、肝臟等對胰島素失去正常的敏感性，也就是對正常濃度的胰島素的反應降低，導致這些組織的降血糖活動效率不彰，血糖濃度因此偏高。這種對胰島素失去敏感性的現象，稱為「胰島素抗性」。胰島素抗性是第二型糖尿病的前兆，在胰島素抗性發展的初期，若能及早發現並積極治療，應該有助於避免第二型糖尿病的形成。但若不改善，細胞的胰島素抗性會更嚴重，對胰島素的敏感性更差，甚至完全沒反應，因而促使胰臟分泌更多的胰島素，這時患者就出現所謂的「高胰島素血症」。

　　其實除了糖尿病，胰島素抗性也會造成許多慢性疾病，包括高血壓、高血脂、心血管疾病、非酒精性肝炎等，由胰島素抗性所衍生的疾病，統稱為代謝症候群。體重過重者因累積了過多的體脂肪，使脂肪細胞變大，數目也變多。而脂肪細胞的增加與肥大會使細胞氧氣供應不足，因此活化了某些生化機制，脂肪細胞就分泌一些發炎性的細胞激素。這些細胞激素除了刺激脂肪細胞外，也會隨著血液循環刺激其他的組織，其作用之一是誘導細胞產生發炎反應，之二是造成細胞的胰島素抗性。

　　因此，由於體重過重而導致的第二型糖尿病，病患除了靠

藥物控制血糖外，若再配合實施減重，減少體脂肪的堆積，就可以減少脂肪組織分泌發炎性的細胞激素，進而降低胰島素抗性。此外，目前也有很多植物化學成分被發現對胰島素抗性有很好的療效，梔子花果實萃取物─黃梔配質就是目前很熱門的一項成份。根據之前研究，我們已經知道黃梔配質是一個獨特的類胡蘿蔔素，具有良好的抗氧化及抗發炎的特性。

一份針對黃梔配質與胰島素抗性的評估研究，研究將動物分成兩組，對照組餵食正常飲食，實驗組餵食高果糖飲食來誘發實驗動物產生胰島素抗性、高胰島素血症、高脂血症及高血壓等；餵食高果糖的動物雖然體重沒有顯著增加，但是白色脂肪的重量顯著的增加。此外，研究人員也發現餵食高果糖的老鼠，脂聯素（Adiponectin-胰島素敏感型的脂肪細胞激素）的蛋白質及mRNA的表現下降，腫瘤壞死因子 α （Tumor necrosis factor α, TNFα）及纖瘦素（leptin）表現增加。根據實驗結果發現黃梔配質可以降低游離脂肪酸（free fatty acid）所誘發的胰島素不敏感性，及改善脂聯素、腫瘤壞死因子 α （TNF α）及纖瘦素（leptin）表現失調的現象。

另一份針對高脂肪飲誘發胰島素抗性的研究中也指出黃梔配質有很好的療效。實驗動物被餵食高脂肪飲食及黃梔配質連續六週，結果發現黃梔配質能改善餵食高脂飲食老鼠的胰島素抗性的現象，透過調控與肝臟脂質代謝相關的基因，加速清除血漿中三酸甘油酯，增強肝臟脂蛋白脂解酶活性，減少脂肪堆積在肝臟和肌肉的損害，進而增加胰島素的敏感性。由上述兩項研究證實黃梔配質可做為預防胰島素抗性及相關疾病的治療策略。

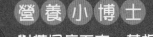

黃梔配質強化腦部認知功能

在腦神經內科常可發現一些步態蹣跚、智能減退、活動遲緩或手腳顫抖的中老年病患，或拖曳腳步或坐輪椅來尋求醫師診治，其中有許多病人是被診斷為「神經退化性疾病」。根據流行病學的統計，在西元2040年前，神經退化性疾病將取代癌症，在北美地區，成為死亡的第二大原因。神經退化性疾病也被稱為「沉默的流行病 （Silent Epidemic）」；發生時是在不知不覺之際，通常好發於老年人。由於患者在發病期間會逐漸與社會隔離，再加上目前相關的醫藥知識匱乏不足，所以社會大眾很少了解和注意。

阿茲海默症是常見的神經退化疾病，主要病變在大腦皮質及海馬迴區神經細胞的乙醯膽鹼量減少，其記憶、思考等認知功能減退，但因手腳等運動功能不受影響，所以常會有失智老人走失

的情況。巴金森氏症是第二個常見的神經退化疾病，因腦中的黑質神經細胞退化，多巴胺產量減少，因而有休息性顫抖、僵硬、動作遲緩等症狀。這兩種疾病一是以智力減退為主，一是以行動不便為主。隨著醫療的進步及生活水準的提高使得我們的壽命逐漸延長，阿茲海默症及巴金森氏症的病患也不例外。活得久，沒退化的部分也逐漸退化。活得久，服藥也愈多，於是更多副作用也因之衍生。

目前，仍有許多重要的問題，讓醫學界頭痛不已，難以回答，例如，如何來界定神經退化疾病？如何分別正常的退化和病態性的退化？為何有些神經細胞比較容易受年紀或疾病的影響？為何相鄰的腦細胞卻有不同的退化，而進一步影響人類的心智、運動和體力種種特定的功能？不同的神經退化疾病，症狀雖有差異，但病因和病程是否相同？如何來減緩或預防神經細胞的退化？是否有特殊的藥劑，來改變退化的進行，甚至能逆轉神經細胞的衰退？有關這類問題科學家正如火如荼的研究當中。目前最被廣泛研究的就是如何阻止自由基攻打腦細胞，因此預防腦細胞退化，抗氧化劑又被推到第一線。

腦部的退化會導致認知功能衰退及記憶力的缺失，部份原因是因為氧化壓力與受損的膽鹼功能所造成。有一篇針對黃梔配質對腦部功能的研究，分別給予健康的成年老鼠（四個月大）及年老的老鼠（二十個月大）每天腹腔注射番紅花（富含黃梔配質），連續七天，並採用被動迴避實驗來評估老鼠的認知及記憶力，結果顯示給予黃梔配質的老鼠，不論哪個年齡組，老鼠的記憶力與學習力都有顯著的改善，腦部的脂質過氧化物降低，且有較高的全腦抗氧化活性。進一步使用雙氧水 (H_2O_2) 誘

發人類神經母細胞瘤毒性，並測試黃梔配質的功效。黃梔配質提供強大的保護力以挽救細胞存活率，並抑制活性氧物種的產生。這些數據與早期的研究均指出，黃梔配質是一種獨特且具保護作用的抗氧化劑，可避免自由基對腦部的傷害，預防腦細胞的功能退化。

進一步研究探討黃梔配質透過什麼機制來保護神經細胞。小膠細胞（Microglial cells)在中樞神經系統的免疫及發炎反應扮演重要的角色，在病理狀況下，小膠細胞的活化可幫助中樞神經系統的修復，然而慢性的小膠細胞活化會釋放發炎物質及神經毒性產物威脅神經細胞的存活。因此若可調節抑制小膠細胞的活化將有機會可預防神經退化疾病，如阿茲海默症及巴金森氏症。之前的研究已經證實黃梔配質具有保護神經細胞的效果，而一篇動物研究發現實黃梔配質可有效的抑制老鼠腦部的小膠細胞被活化，並抑制TNF-α、 IL-1β等發炎物質及自由基的產生，因說明黃梔配質對於預防神經退化性疾病有很大的助益。

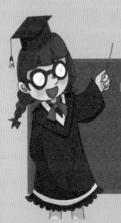

營養小博士
黃梔配質能保護腦神經細胞，抑制腦內發炎物質及自由基的產生，動物模式下還具有提高記憶與學習的能力。

黃梔配質能提高
重大創傷發生時的存活率

　　不論是交通事故或是意外傷害，重大創傷是外科常見的急診之一。創傷所導致失血性休克往往是這類意外死亡的主要原因。由於事情通常發生的突然，病情發展較快，並且情況危急，人體常常是在較短時間內經歷劇痛、暈厥和休克等現象。這時體內血液循環會發生「微循環障礙」（缺血、淤血、播散性血管內凝血）導致微循環動脈血灌流不足，重要的生命器官因缺氧而發生功能和代謝障礙，嚴重時導致死亡。黃梔配質已被證明能增加全身耗氧量和生存機率，減少失血性休克死亡的機率。

　　2011年最新研究發現：黃梔配質可以幫助實驗動物在大量失血引發休克復甦且增加生存率並減少細胞死亡。我們知道當身體發生失血性所導致的休克會造成細胞損傷及細胞死亡，而細胞死亡的主要機制是由於粒線體的傷害。在此研究中，研究團隊將雄性老鼠（老鼠體重約350±30克）分成兩組，一組給予黃梔配質另一組則沒有。實驗中給予老鼠手術傷害，造成老鼠大量失血而引發失血性休克。從實驗結果顯示，有給予黃梔配質的實驗老鼠有較小的肝細胞損傷擁有較佳的存活率，研究團隊認為黃梔配質可能可以作為失血性休克一個潛在的治療方案，相對於控制組顯著提高了生存率。研究團隊認為黃梔配質可望作為失血性休克一個潛在的治療方案。

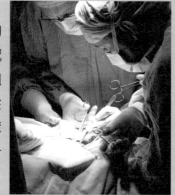

黃梔配質減少生理性疲勞

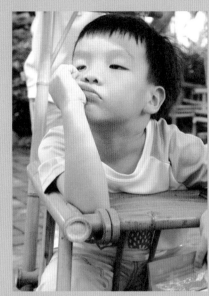

　　「疲勞」的定義為身體（肌肉）再也沒有能力去產生和維持原有力量輸出，亦有部分人認為「疲勞」是主觀情感：當我們「感到疲倦」時，我們相信身體已再沒有能力支持下去。在進行或完成高強度運動時，經血液供應到肌肉的物質（如氧氣）會因肌肉內的酸鹼失衡及纖維結構改變而不足應付需要，繼而阻礙能量的產生，使肌肉力量遞減。然而「疲勞」的定義及現象在近年也出現其他的定義，「疲勞」不單是身體機能的問題或變化，而大腦發出的信號也是重要因素。以慢性疲勞綜合症的患者為例：他們在休息時也會感到疲倦及十分厭惡運動。但是他們本身的運動能力與症狀的嚴重程度並沒有必然關係，這說明了「疲勞」與大腦神經衝動的變化有關。

　　疲勞的感覺不論在健康或生病的人都是常見的症狀，「你累了嗎？」這是電視上常見的廣告詞，市面上也有很多有關消除疲勞的營養補充品，可見生活在忙碌的21世紀，疲勞是每個人都會碰到的問題。肌肉活動會產生自由基，愈來愈多研究顯示，肌肉活動所產生的自由基誘發蛋白質氧化且與生理性疲勞有關係，因此若能補充足夠的抗氧化物質，也將有利快速的消除疲勞。

2009年日本做了一項人體實驗評估黃梔配質對於消除疲勞的功效，在這項雙盲試驗中，安慰劑對照、三方交叉試驗研究。讓日本的健康志願者十四人（七男七女），隨機口服黃梔配質（15毫克），維生素C（3000毫克）或不含黃梔配質也不含維生素C的安慰劑8天。受試者用腳踏車測力計來執行工作負荷，固定負荷為120分鐘2次（共240分鐘），作為誘導疲勞的任務。黃梔配質組男性受試者與安慰劑組男性受試者比較，黃梔配質組男性在測試工作負荷的第30～210分鐘之最大速度大於安慰劑組男性受試者。黃梔配質的減輕疲勞的功效在這研究中也看出顯著的功效。

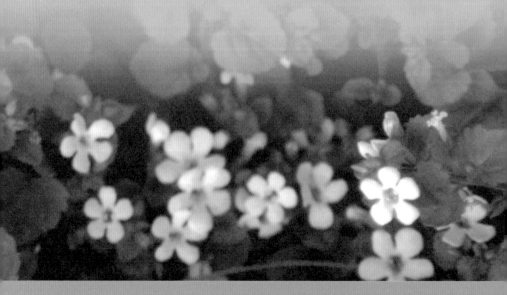

黃梔配質改善睡眠品質

「一隻羊、兩隻羊、三隻羊‥」，數羊的夜晚真令人討厭，明明很想睡就是睡不著，失眠真痛苦，愈煩惱愈難入睡，根據中國時報的民調發現，台灣地區有二成二民眾長期陷入失眠困擾中，每週平均失眠一次的人達到四成二，失眠三次的人也有三成三。因為工作壓力造成失眠的人有二成六，因為經濟壓力而失眠的人有二成三。

失眠的主要有三種狀況：一是上床後很難入睡；二是時睡時醒無法進入沉睡階段，自覺不能消除疲勞；三是入睡困難、容易驚醒、醒後甚難再行入睡。在生活緊張的現今社會中，失眠現象

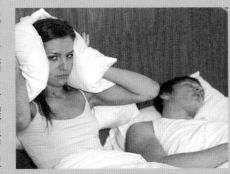

相當普遍，而在失眠者的的成年人中，女性的比率遠比男性為大。雖然失眠通常不會直接危及生命安全，但卻嚴重影響生活品質，使人感到憂鬱、焦慮、煩躁不安，長期失眠的人甚至會覺得生不如死。有些從事開車、操作機械的人，也因為失眠而更容易發生意外，造成家庭社會的重大損失。會尋求藥物幫助入睡的人約為8.5%，因大家普遍還是擔心會有藥物上癮及副作用的問題，希望透過生活習慣的調整或天然的食品來輔助，所以目前市面上也有很多輔助睡眠的營養品，如鈣片、褪黑激素、5-HTP等。

最近研究指出黃梔配質可消除生理性疲勞，2009年人體試

驗證實黃梔配質可改善視覺疲勞，且發現可改善受試者主觀上的睡眠品質，因此2010有一篇研究評估黃梔配質對睡眠品質的影響。此研究為雙盲、安慰劑控制交叉實驗，有21位健康具有輕度睡眠障礙的成年受試者，受試者每日晚上六點至八點之間需服用6毫克的黃梔配質或安慰劑，為期二週，接著有2週藥物清除期（Washing out period），接著兩組受試者再交換服用。利用活動記錄器（Actigraph）做為睡眠品質的客觀評估，Actigraphy形似手錶，主要是用來方便對人體進行測量，多應用在測量人體運動與睡眠等方面。請受試者填寫St Mary's Hospital Sleep Questionnaire（用來評估主觀的睡眠品質）。結果根據活動記錄器（Actigraph）顯示，服用黃梔配質時睡眠期間醒來次數顯著少於未服用前；主觀問卷評估顯示：黃梔配質組顯著改善睡眠品質，最重要的結果是該研究在研究期間並未發現黃梔配質有任何副作用，研究人員建議黃梔配質為一有效率且安全的改善睡眠品質的選擇。

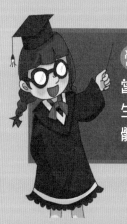

營養小博士

當身體疲憊時，黃梔配質不僅有助於消除生理上的疲勞，也能強化睡眠品質，讓身體和精神能獲得較佳的休養。

參考文獻

- Abdullaev FI. Inhibitory effect of crocetin on intracellular nucleic acid and protein synthesis in malignant cells. Toxicol Lett 70, 243-51, 1994.
- Dhar A, Mehta S, Dhar G, Dhar K, Banerjee S, Van Veldhuizen P, Campbell DR, Banerjee SK. Crocetin inhibits pancreatic cancer cell proliferation and tumor progression in a xenograft mouse model. Mol Cancer Ther 8, 315-23, 2009.
- Gutheil WG RG, Ray A, Dhar A.: Crocetin: an Agent Derived from Saffron for Prevention and Therapy for Cancer. . Curr Pharm Biotechnol, 2011.
- He SY, Qian ZY, Wen N, Tang FT, Xu GL, Zhou CH. Influence of Crocetin on experimental atherosclerosis in hyperlipidamic-diet quails. Eur J Pharmacol 554, 191-5, 2007.
- Mizuma H, Tanaka M, Nozaki S, Mizuno K, Tahara T, Ataka S, Sugino T, Shirai T, Kajimoto Y, Kuratsune H, Kajimoto O, Watanabe Y. Daily oral administration of crocetin attenuates physical fatigue in human subjects. Nutr Res 29, 145-50, 2009.
- Nagaki Y, Hayasaka S, Abe T, Zhang XY, Hayasaka Y, Terasawa K. Effects of oral administration of Gardeniae fructus extract and intravenous injection of crocetin on lipopolysaccharide- and prostaglandin E2-induced elevation of aqueous flare in pigmented rabbits. Am J Chin Med 31, 729-38, 2003.
- Nam KN, Park YM, Jung HJ, Lee JY, Min BD, Park SU, Jung WS, Cho KH, Park JH, Kang I, Hong JW, Lee EH. Anti-inflammatory effects of crocin and crocetin in rat brain microglial cells. Eur J Pharmacol 648, 110-6, 2010.
- Papandreou MA, Tsachaki M, Efthimiopoulos S, Cordopatis P, Lamari FN, Margarity M. Memory enhancing effects of saffron in aged mice are correlated with antioxidant protection. Behav Brain Res 219, 197-204, 2011.
- Shen XC, Qian ZY. Effects of crocetin on antioxidant enzymatic activities in cardiac hypertrophy induced by norepinephrine in rats. Pharmazie 61, 348-52, 2006.
- Sheng L, Qian Z, Shi Y, Yang L, Xi L, Zhao B, Xu X, Ji H. Crocetin improves the insulin resistance induced by high-fat diet in rats. Br J Pharmacol 154, 1016-24, 2008.
- Tseng TH, Chu CY, Huang JM, Shiow SJ, Wang CJ. Crocetin protects against oxidative damage in rat primary hepatocytes. Cancer Lett 97, 61-7, 1995.
- Umigai N, Murakami K, Ulit MV, Antonio LS, Shirotori M, Morikawa H, Nakano T. The pharmacokinetic profile of crocetin in healthy adult human volunteers after a single oral administration. Phytomedicine 18, 575-8, 2011.
- Xi L, Qian Z, Xu G, Zheng S, Sun S, Wen N, Sheng L, Shi Y, Zhang Y. Beneficial impact of crocetin, a carotenoid from saffron, on insulin sensitivity in fructose-fed rats. J Nutr Biochem 18, 64-72, 2007.
- Yan J, Qian Z, Sheng L, Zhao B, Yang L, Ji H, Han X, Zhang R. Effect of crocetin on blood pressure restoration and synthesis of inflammatory mediators in heart after hemorrhagic shock in anesthetized rats. Shock 33, 83-7, 2010.

· Yang R, Vernon K, Thomas A, Morrison D, Qureshi N, Van Way CW, 3rd. Crocetin reduces activation of hepatic apoptotic pathways and improves survival in experimental hemorrhagic shock. JPEN J Parenter Enteral Nutr 35, 107-13, 2011.

· Zheng S, Qian Z, Sheng L, Wen N. Crocetin attenuates atherosclerosis in hyperlipidemic rabbits through inhibition of LDL oxidation. J Cardiovasc Pharmacol 47,70-6, 2006.

· Zhou CH, Xiang M, He SY, Qian ZY. Protein kinase C pathway is involved in the inhibition by crocetin of vascular smooth muscle cells proliferation. Phytother Res 24, 1680-6, 2010.

花青素，五彩繽紛的健康植物色素

花青素是一種強而有力的抗氧化劑，
它的抗氧化能力比維生素E高出五十倍，
比維生素C高出二十倍，
在歐洲更被稱為「口服的化妝品」，
它不但能預防皮膚皺紋的提早生成，
還能夠增強血管彈性、改善微血管循環，
同時能讓受損肌膚加速癒合。

更重要的是花青素也是天然的陽光遮蓋物，
能預防紫外線所產生的肌膚傷害。
不僅如此花青素在預防眼睛疲勞、
延緩腦神經衰老與老年癡呆、
免疫功能及心血管疾病等有很大的幫助，
也被當成一種天然的抗衰老營養補充劑。

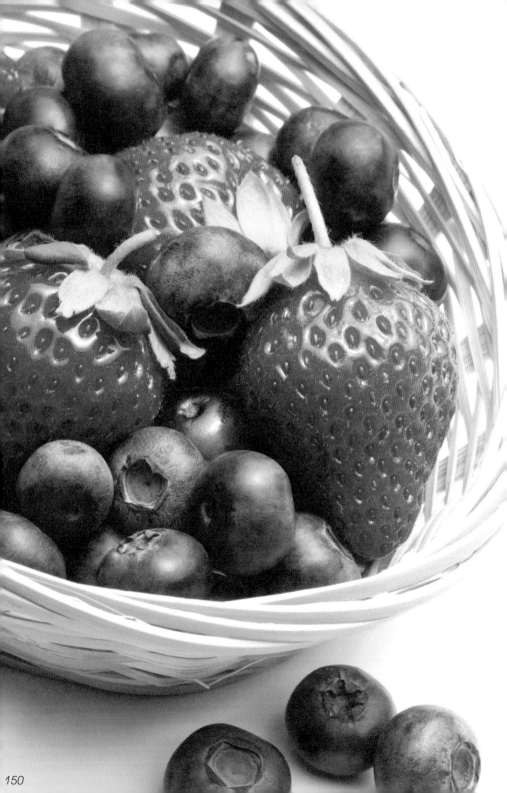

花青素，五彩繽紛的健康植物色素

花青素是植物美麗顏色的來源

花青素（Anthocyanidin）是自然界一類廣泛存在於植物中的水溶性天然色素，屬黃酮類化合物。也是植物花瓣中的主要呈色物質，水果、蔬菜、花卉等五彩繽紛的顏色大部分與之有關。其主要來源為黑醋栗、藍莓、山桑子、蔓越莓、葡萄、小紅莓、草莓、櫻桃及洛神花等。在化學上，已發現20種以上的花青素，其中有6種較為重要，這6種花青素分別為Pelargonidin（深紅色）、Cyanidin（豔紅色）、Delphindin（藍紫色）、Peonidin（玫瑰紅）、Petunidin（紫色）及Malvidin（淡紫色）等。花青素分子中所存在的糖類有5種，其含量之多寡依序為葡萄糖、鼠李糖、半乳糖、木糖及阿拉伯糖。此外，這些糖類可以和酚酸或脂肪族酸進行基化作用，若將這些衍生物一併計入，則花青素的種類可達300種以上。花青素在多項研究中均證明本身並不具毒性，在老鼠實驗中，花青素的口服毒性為每天每公斤體重20公克，不會有任何副作用，可見花青素一種非常安全植化素，美國專家建議每日攝取花青素180~215毫克。

花青素是一種水溶性色素，會隨著液體酸鹼度的不同而表現不同的顏色，通常鹼性呈藍色，中性成紫色，酸性呈紅色。故可使葉子、花瓣表現出各種不同的顏色，植物中存在著花青素最主要的原因就是要保護植物的葉片或果實不受紫外光的破壞，可是因為它們的結構經常與鐵或鋁產生化合物，因此會呈現各種不同而且美麗的顏色。

在花生殼中發現的花青素

1947年二戰結束後的法國，是個物資極度匱乏的年代。由於當時糧食不足，讓人們將腦筋動到動物飼料身上，因此法國農業部建議農民可以將花生的廢棄物，包括花生殼和花生仁的皮當作動物們的飼料。但法國農民卻抱怨說他們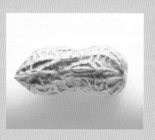

的牲畜並不喜歡吃這種飼料。這就產生了一個有趣的問題，為什麼法國的牲畜們如此挑食，是否含有毒物質或其他問題呢？因此農業部將這一研究課題委託給法國科學院，科學院將這一課題委託給法國波爾多大學（University of Bordeaux）研究院，最後這一任務落在了一位才華橫溢的年輕人身上－也就是當時正在波爾多大學研究院做博士論文年僅二十五歲的馬斯魁勒。馬斯魁勒首先證明這種飼料沒有任何毒性，然後推斷說，牲畜們之所以不喜歡吃是因為在花生仁的皮中含有一種味道非常苦澀的「神秘物質」，這種「神秘物質」就是後來所知道的「花青素」。花青素可為人體帶來多種益處。從健康層面上來說，花青素是一種強而有力的抗氧化劑，它能夠保護人體免於自由基的損傷。花青素還能夠增強血管彈性，改善血液循環和增進皮膚的光滑度，抑制發炎反應和過敏，改善關節的柔韌性。

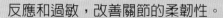

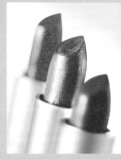

另外花青素也被應用於化妝品中，如紅色花青素做口紅。這些商品用色素（除葡萄皮色素外）共同特徵是對光、熱、氧穩定性好，對微生物穩定，一般溶於水和乙醇，不溶於植物油。

小博士營養補給站

花青素與健康

1. 能預防多種與自由基有關的疾病，如老化、癌症、關節炎等。

2. 增強免疫系統功能，降低感冒的次數和縮短發病時間。

3. 具有抗發炎功效，可以降低包括關節炎等發炎反應。

4. 緩解花粉病和其它過敏症。

5. 保護動脈血管內皮細胞並增強動脈、靜脈和微血管彈性

6. 保持血管細胞正常的柔韌性從而幫助紅血球通過細小的微血管，因此增強了全身的血液循環、為身體各個部分的器官和系統帶來直接的益處，並增強細胞活力。

7. 在血壓的效果上，能鬆弛血管從而促進血流和防止高血壓。同時也可以防止腎臟釋放出的血管收縮素轉化酶所造成的血壓升高。

8. 作為保護腦細胞的一道屏障，防止澱粉狀 β 蛋白的形成和自由基的攻擊，避免阿茲海默症的發生。

9. 花青素能抑制硬性蛋白酶的產生並抑制其活性，使皮膚較具彈性，同時預防過度日曬所導致的皮膚損傷等，且有改善黑眼圈的效果。

10. 花青素可以促進視網膜細胞中的視紫質再生，預防近視及增加視覺敏感度。

花青素：化學結構式
分子式：$C_{15}H_{11}O_6$

黑醋栗是花青素的大倉庫

　　黑醋栗（blackcurrant）是一種暗紅色的漿果，外觀有點類似野生藍莓，學名為（Ribes nigrum L.），哈薩克語卡拉哈特，但是以黑加侖、黑佳麗及黑嘉麗的名稱最被民眾所知。黑醋栗的野生種分佈在歐洲和亞洲。十六世紀開始在英國、荷蘭、德國馴化栽培，至今只有四百多年歷史。有關黑醋栗栽培的首次記錄，出現在十七世紀初英國的醫藥相關書籍中，因為它的果實和葉片的藥用價值而受到重視。

　　黑醋栗在二次大戰期間才開始大量栽種，原因是戰時大部分含有維生素C 的水果短缺，偶然間發現黑醋栗的維生素C 含量相當高，加上英國當地氣候十分合適黑醋栗的生長，於是政府鼓勵種植黑醋栗，使黑醋栗的產量開始增加，等到戰爭結束後英國對黑醋栗的食用已變得相當普及了；現在人工栽種主要在紐西蘭、北歐及北美等地區。黑醋栗又被稱為果中之王，黑

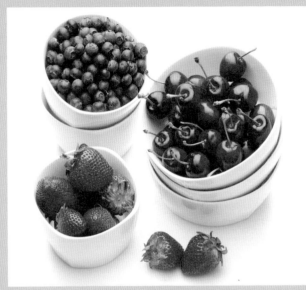

醋栗果汁飲品被列為世界三大保健飲料之一，因為黑醋栗所含的維生素C不僅是柳橙的四倍，更是較其他水果含有數倍濃度的鉀、鎂、鐵、鈣、維生素A、B、C等及微量元素，而它深色的外皮，更是富含多酚類、花青素等抗氧化成分。

　　根據檢驗，黑醋栗所含的花青素，比藍莓、草莓等其他莓類來得高，紐西蘭政府所屬的「穀類食物研究中心」的研究發現，將黑醋栗和藍莓做比較，可以發現黑醋栗的抗氧化能力（TEAC）為藍莓的2.5倍，所含的花青素為藍莓的1.6倍。在德國一項試驗也證明，服用黑醋栗果汁可使嬰兒迅速提高抵抗力和免疫力。大陸的預防醫學科學院也證實，少年兒童經常飲用可減少牙齦出血，促進身體成長；中老年人常飲用可維持血管健康、降低血脂、減緩老化、增強免疫能力。

表一、黑醋栗的抗氧化物含量及營養成分表		
抗氧化物質 （antioxidant）	**每一百公克的含量**	
類胡蘿蔔素 （Carotenoids）	160	毫克
多酚類 （Phenolics）	2160	毫克
花青素 （Anthocyanins）	571	毫克
維生素		
維生素C （Vitamin C）	221	毫克
維生素E （Vitamin E）	1.4	毫克
維生素B1 （Vitamin B1）	0.01	毫克
維生素B2 （Vitamin B2）	0.01	毫克
菸鹼酸 （Niacin）	0.4	毫克
維生素B6 （Vitamin B6）	0.07	毫克
葉酸 （Folate）	3	微克
礦物質		
鉀	5	毫克
鋅	1	毫克
硒	52	毫克

表二、黑醋栗及藍莓抗氧化活性比較		
	黑醋栗 （blackcurrant）	藍莓 （blueberry）
抗氧化活性 （TEAC/ g）	189	78
花青素 （Anthocyanin）	571 毫克	362 毫克

被譽為「黃金漿果」的藍莓

藍莓因為有較高的保健價值而風靡世界。在明外史‧本傳中也曾記載名醫李時珍年輕時有患眼疾，偶感目澀，視物不清。偶然間在韃靼，也就是現今的蒙古發現，藍色漿果對眼睛非常有益處，逐經常食用，並告知當地鄂倫春族人：此物潤目，並將此發現收錄至「本草綱目」中。不過藍莓最被人所知道是在二次世界大戰時

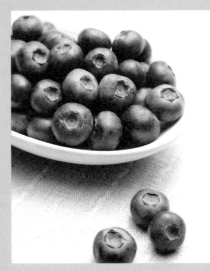

，英國皇家空軍在執行任務前，都會食用藍莓，來增強飛行員的眼部功能，增強夜晚的感光力，使任務能更順利完成。而北美的印地安人也早就知道藍莓是預防嚴冬寒冷之必要營養素來源，可以保護視力預防眼疾，緩解疲勞，讓打獵更順利。

藍莓（Blueberry），意為藍色的漿果之意，花青素的含量很高，但並不是每一種藍莓的花青素含量都相同，一般而言，人工培育的藍莓，能成長至240公分高，果實較大，水分較多，花青素含量卻較差；反而是低灌木，顆粒小的野生花青素含量較人工栽種種多出10倍以上。在品種上，北歐地區之山桑子（bilberry）是含花青素最多之藍莓品種。

藍莓果實含有豐富的營養成分，富含胺基酸、鋅、鈣、鐵及維生素等多項營養成份，最重要的含有大量具抗氧化效果的

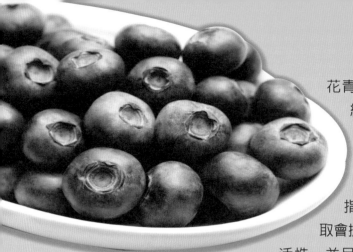

花青素。能防止腦神
經退化、保護心
血管、抗癌、增
強人體免疫等
功能。根據研究
指出，增加藍莓攝
取會提高細胞內抗氧化
活性，並且減少體內氧化壓
力進而減少罹患癌症的風險。此外，給予中年男性高脂肪飲食
並且補充100公克的乾燥藍莓粉末，可於一小時內增加血液中抗
氧化物質的濃度，進而減少慢性疾病的發生。因此在世界衛生
組織公布的綠茶等十大健康食品中，藍莓是唯一入選的水果。
聯合國糧農組織也將藍莓列為「人類五大健康食品之一」。

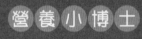

營養小博士

聯合國糧農組織將藍莓列為人類五大健康食品之
一，譽為「黃金漿果」。美國最有影響的健康雜
誌「Prevention」稱其為「神奇果」。藍莓被美
國時代雜誌評選為「十大最佳營養食品之一」。

花青素是來自天然植物的抗菌劑

　　一般泌尿道感染，主要是細菌經由尿道口逆行至尿道內及膀胱，在細胞壁上沾附、增生，造成發炎反應，一個人完整排一次尿，可清洗膀胱內99％的細菌，而尿道發炎最常見的原因是「憋尿」，或「水喝太少、排尿不足」，導致細菌增生。有些人因「尿道出口阻塞」，也會導致細菌無法順利隨尿液排出，引起發炎反應，如攝護腺肥大的男性，小便易解不乾淨，過多餘尿導致細菌增生而發炎；有些則與「清潔習慣不佳」有關，特別是女性，尿道、陰道、肛門口的位置很接近，較容易尿道發炎。

　　臨床上，男女因泌尿道感染問題就診的比例頗為懸殊，約1：8，主因是生理構造不同，女性除了尿道與肛門等器官位置較接近，尿道也比男性短，因此細菌易進入膀胱附著增生；其他如陰道炎、頻尿、喝水少或懷孕時，因荷爾蒙的改變使輸尿管蠕動變差，以及子宮壓迫膀胱等，常產生尿道炎，且多為大腸桿菌感染。幾個世紀以來，美國原住民已懂得食用蔓越莓來對抗泌尿道感染，而最近醫學研究終於揭開了蔓越莓裡所藏的秘密，原來是蔓越莓所含的花青素成分抑制細菌，令細菌無法在泌尿道生長，有

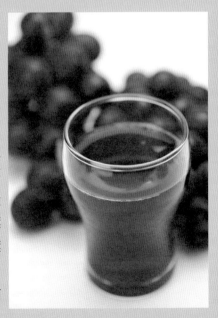

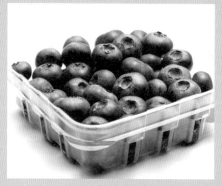

效預防尿道感染。並且，臨床研究蔓越莓不是直接消滅細菌，所以細菌不會對花青素產生抗藥性，長期食用不會有副作用且效果持續。

　　一樣也是含有非常豐富花青素的黑醋栗，最近的研究發現具有良好的抗菌及抗氧化的功能。根據細胞實驗，黑醋栗中的花青素對細菌有很好的抑制效果，人體實驗也發現，當受試者喝了黑醋栗果汁後，尿液中的花青素濃度會立即上升，為尿道提供一個良好的抗菌保護環境，預防泌尿道受到細菌的感染。此外，最近研究人員也將黑醋栗的花青素成份純化定量出來，發現花青素對某些可能引起泌尿道發炎的細菌生長具有抑制效果。

　　另一份人體實驗發現連續攝取藍莓果汁，可以減緩及預防泌尿道的感染，主要是因為藍莓所含的花青素可以抑制大腸桿菌黏附於泌尿道上，進而減少泌尿道的感染。綜合以上研究不論是蔓越莓、黑醋栗或藍莓都是因為其富含花青素所產生的抗菌功能，研究發現花青素能對抗不同的微生物，且革蘭氏陽性菌比革蘭氏陰性菌更容易受到花青素的影響。

花青素預防尿道結石

尿路結石是台灣人最常見的一種泌尿道疾病，據統計國人發生率是百分之十五，好發於30~50歲，男女比率約3：2。尿路結石經常以劇烈腰痛或血尿來喚起人們對它的注意，但也有許多人沒有明顯的症狀，在健康檢查的時候，才發現有尿路結石。多半是水分攝取、飲食及憋尿等原因造成的。有的病人做完治療後，又容易復發尿路結石。現代人生活步調快、加上飲食精緻化，尿路結石便機會大增。泌尿系統是人體水路的重要輸通管道，尿液必須經由腎臟通過輸尿管、膀胱、尿道而被排出體外，一但在此路線中，尿液出現沉積物的結晶體，堵塞排尿管道，即形成尿路結石。因此，尿路結石是一個廣泛性的通稱，舉凡腎臟、輸尿管、膀胱、尿道等產生結石，皆可稱之。

根據化學成分的分析，尿路結石的成分有草酸鈣、磷酸鈣、碳酸鈣、尿酸、胱氨酸，尤以草酸鈣結石最常見，約佔80%。結石顆粒，小如砂粒、大如鴿蛋等。但以結石愈大，「卡位」愈嚴重致死率愈高。預防勝於治療，平時需注意飲水量，一天大約喝2000~3000cc的水，可降低尿的濃度，防止尿液濃縮，結晶體沉澱。憋尿是萬萬不可的，因為它會使尿液滯留，使結石無法順利排出

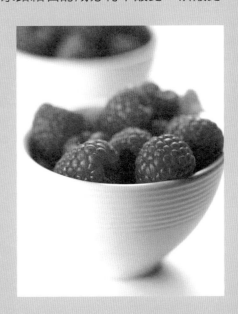

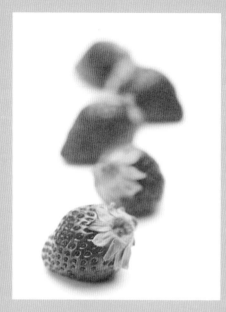

，又會造成阻塞的情形。避免食用過多高蛋白的食物，如內臟、豆類、沙丁魚、魚皮、堅果類、貝殼及海鮮等，可減少尿酸結石的產生。建議減少草酸含量高的食物，如：啤酒、菜、南瓜、茄子、波菜、芹菜。茶不要泡太久、太濃。適當的運動能幫助輸尿管的蠕動增加，減少結晶的沉澱。最近研究發現攝取莓果類食物也可預防結石的產生。

　　一份人體實驗，評估李子、蔓越莓及黑醋栗汁對於尿道結石的影響，實驗共招募12位健康的男性（年齡19~38歲），受試者食用德國營養學會建議的標準飲食，並分組飲用上述三種果汁，並收集受試者24小時尿液，結果顯示飲用蔓越莓汁的受試者可降低尿液的PH值，增加草酸及過飽和的尿酸的排泄；因此作者認為飲用蔓越莓汁會使尿液的酸性增加，能降低細菌性感染的發生，因此有預防尿道感染及感染性結石的效果。而飲用黑醋栗汁的受試者則會增加尿液的PH值，讓尿液趨近鹼性，增加檸檬酸及草酸的排泄，減少結晶性的沉澱，能輔助尿酸結石的相關疾病之治療。但飲用李子汁的受試者沒有顯著改變。

花青素明亮您的雙眸

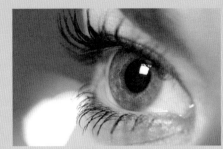

　　隨著年齡的增加、新陳代謝變差、過度使用眼睛，造成體內自由基的破壞、血液循環不良、眼部的微血管通透性產生異常。因此屬於末梢器官之一的眼球，在得不到充足的養分時，眼球的骨膠質便會減少，進而影響到眼球的彈性，使得眼球容易變形、彈性下降，造成視力的異常。此外，血液循環不良會使體液蓄積在眼球造成不正常的壓力，使眼壓過度升高，導致眼睛疼痛及酸澀，嚴重者更會造成眼睛組織破壞，導致青光眼、白內障的發生。莓果類含有豐富的花青素，能提供良好的抗氧化力，且有促進末梢血液循環的作用，有助於增加眼部血液循環及微血管通透性，因此可維繫血管的完整、強化微血管的彈性、促進血液循環、維繫正常眼球壓力，以舒解廣泛的眼睛問題。

　　根據實驗花青素可以增強眼睛感光物質「視紫質」的生成，而視紫質可以促進視覺的敏銳度，擴大眼睛在黑暗中的視野範圍；此外，黑醋栗也可以藉由舒緩控制水晶體的睫狀肌，有效幫助改善假性近視，並對於因長時間電腦螢幕工作造成眼睛酸澀與不適的感覺有舒緩的效果。一份人體實驗針對黑醋栗萃取之花青素對於暗適應及主觀視覺疲勞症狀的評估研究，研究為雙盲、安慰劑對照交叉實驗。在暗適應的研究中，受試者共有12人，分別食用花青素12.5、20及50毫克等三種劑量，食用花青素後降低了暗適應閾值，且隨著食用劑量愈高效果愈好，

表示花青素可幫助眼睛適應黑暗。在評估主觀視疲勞症狀的調查問卷中顯示，食用花青素的受試者除了眼睛疲勞症狀有明顯改善外，也意外發現花青素可以舒緩腰背痠痛的現象，研究人員推論應該與花青素促進血液循環的功能有關。

　　花青素對於視細胞及眼角膜具有特別的保護作用；研究證實，給予山桑子萃取物160毫克（內含25％花青素），每天三次，連續21天，可改善受試者夜盲症的問題。另一份花青素對眼睛的實驗也有很好的效果，每天給予30位罹患青光眼病患藍莓萃取物，持續6~12個月，不但可增強抗氧化力，亦可保護眼睛免於自由基受損，改善青光眼的症狀。

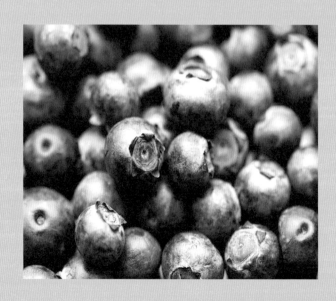

花青素能預防神經退化性疾病

阿茲海默症侵襲人的腦部，它並非正常的老化現象。得到阿茲海默症的人會漸漸的喪失記憶並且出現語言和情緒上的障礙，智力逐漸喪失的情形稱為癡呆。當疾病越來越嚴

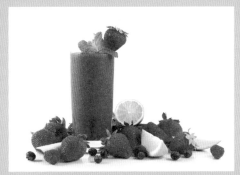

重時，病患在生活各方面都需要他人的協助，像是洗澡、吃東西、上廁所等。由於阿茲海默症患者需要人日夜看護，因此病患親友的生活往往也跟著受到很大的影響。阿茲海默症目前仍是一種不可逆、尚無法治癒的疾病。

在美國約有5~6%的人口罹患阿茲海默症或相關的痴呆症。隨著患者智力退化，照顧者及社會的負擔也日益沈重。據估計，到了2050年，在美國將會有一千四百萬人罹患阿茲海默症。目前全世界有超過一千三百萬的人罹患阿滋海默症，所投入的照護金額超過千億。雖然目前阿滋海默症的成因並不清楚，不過腦部澱粉質沈積物所造成的斑塊可能與腦部傷害有關，而沈積物被認為與氧化傷害有關。

對抗這些身體的氧化傷害，莓果類的花青素可以扮演相當重要的角色。研究發現，黑醋栗萃取物可以避免過氧化物對腦細胞的損傷。黑醋栗的花青素是黑醋栗呈現黑色的原因，且此花青素可以減少細胞的氧化傷害，若跟其他莓類比較，黑醋栗減少細胞的損傷效果，也比其他莓類好。

此項莓類保護腦部細胞的研究，已不是第一次發現，過去在動物實驗中也發現，藍莓可以減少腦部損傷和復原中風後的運動功能；其他研究也發現食用藍莓萃取物可改善腦神經認知功能以及延緩阿茲海默症的發生。美國農業部的研究指出，藍莓可以預防癌症和減緩老化，尤其是對於記憶力衰退及運動神經減弱也有預防之效力。一項藍莓對提升專注力及記憶力的研究，針對四十名18歲到30歲的民眾進行研究，提供受試者食用包含藍莓奶昔在內的套餐，再針對他們的專注力、智商、對閃光螢幕上的字彙反應等進行測驗。一個月後，研究人員請他們重新進行調查，提供同樣的套餐，但不含藍莓奶昔飲料。在認知能力測驗中，兩次實驗後的前二個小時，沒有任何差異，但是到了下午，沒有飲用藍莓奶昔的第二次實驗，參加者的專注力減退15%到20%。研究人員之後邀請40名屆退休年齡的自願者，進行同樣的比對實驗，結果也一樣。這份研究指出，藍莓幫助腦部的功效因為是它能夠促進腦部血液循環的功能。研究人員推論食用藍莓短期內可以增進認知功能的表現，長期則可以讓頭腦更健康，經常食用有助提升記憶力。

　　根據神經科學學會（Society for Neuroscience）2001年11月份會議中發表的一篇論文指出，讓老鼠長期食用含有菠菜或歐洲藍莓的飼料，發現能夠讓實驗的老鼠記憶力增強。一般常見的隨年齡增加而慢慢喪失記憶力的情況，在食用藍莓的實驗動物比起未食用藍莓的實驗動物來的緩慢；同樣年齡的老年期實驗動物，吃了含花青素的藍莓後顯示其記憶力較佳。研究人員發現藍莓中的大量抗氧化物應該是讓腦部細胞減緩老化的主要成份。另一篇研究也有類似的結果，證明如果讓老鼠吃比較多的藍莓、草莓和菠菜，運動神經的功能、記憶和認識力等

試驗都得到比較高的分數，其中以藍莓最為有效。

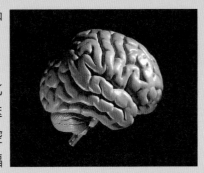

藍莓萃取物不僅有抗氧化功能，而新的研究發現藍莓萃取物甚至能保護太空人降低太空輻射的傷害。研究顯示暴露於輻射線下會導致認知功能的減退，包括行動力、空間學習與記憶力。有一篇動物實驗，將老鼠分為三組，其中兩組餵食2%的藍莓或草莓萃取物，8週之後每一組半數的老鼠被置於放射線下，誘發其認知功能衰退。研究結果發現，暴露於輻射下的控制組老鼠在迷宮測驗中明顯的比未暴露於輻射的控制組老鼠差；餵食草莓萃取物組，在空間學習方面的衰退比控制組少；而藍莓萃取物補充組在反向學習方面有較好的表現。由此可見，抗氧化劑與不同水果的多酚物質可在腦部不同的區塊產生作用。作者推測藍莓中的多酚物質主要是作用於紋狀體，而草莓中的多酚物質主要是影響海馬體的部份，這幾項受到注意的功能仍需要有更多的研究來證實。不過，研究人員建議食用這些含高抗氧化營養素的水果能夠透過不同機制來對抗老化問題。

2010年的一份人體實驗也有類似的結果，該研究評估藍莓果汁對記憶的影響，有九位記憶功能損傷的老人連續飲用藍莓汁12週，結果發現受試者顯著改善與學習相關的功能及文字卡片回憶測試，且意外發現試受者的沮喪症狀顯著減少及血糖值也顯著下降。

花青素預防及改善糖尿病

　　對動物所做的初步研究顯示，花青素可能幫助降低糖尿病患者的血糖。根據動物研究顯示，花青素能增加動物胰臟細胞胰島素的生成量達50%。人體實驗也發現食用含有花青素的水果可能明顯影響人類胰島素濃度。不過新的研究告訴我們花青素的能力可能還不僅如此，它還能夠幫助預防第二型糖尿病與幫助已經罹患糖尿病者控制血糖濃度。由於肥胖盛行與老化人口增加，糖尿病在九零年代期間增加了三分之一。根據國際糖尿病協會統計，目前全世界超過1億9千4百萬人罹患該糖尿病，倘若沒有採取任何減緩其流行的措施，那麼2025年時罹患人口估計將超過3億3千3百萬人。

　　研究人員以好幾種花青素作測試，研究這些花青素對老鼠胰臟的 β 細胞有何作用，當血中葡萄糖濃度偏高時 β 細胞便會

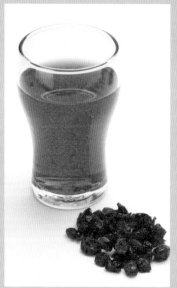

開始分泌胰島素幫助調控血糖。比較暴露於花青素與未暴露於花青素的組別，研究人員指出暴露於花青素的組別血中胰島素的濃度增加達50%。雖然花青素如何促進胰島素產生的機轉目前仍屬未知，但未來花青素對於輔助控制血糖的功效是肯定的。

　　2010年刊載於《The Journal of Nutrition》的人體實驗，有32位有高胰島素血症但尚未罹患第二

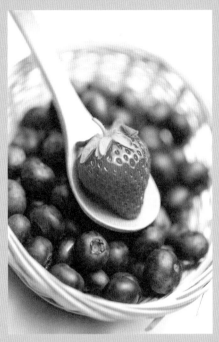

型糖尿病的肥胖成人為研究對象。15位受試者隨機指定每天需飲用2次、每杯含22.5公克凍乾藍莓粉製成的冰沙，持續6週；其他安慰組受試者則飲用不含藍莓的冰。測試期間，兩組受試者皆被要求填寫飲食問卷，並且須避免吃或喝其他水果或含有莓類和葡萄的酒精性飲料。實驗期間，兩組受試者在生理活動力及卡路里攝取上並無顯著差異。由於研究人員並不希望所有受試者因飲用冰沙而使體重增加，故實驗設計之初，即透過飲食調整與指導讓受試者不致因飲用冰沙而增加每日卡路里攝取。實驗結果發現，藍莓冰沙並不會影響兩組受試者的血壓、膽固醇和體重，且兩組間也並無差異，但對胰島素敏感度的影響，卻有顯著的變化。有67%的受試者每天飲用2次藍莓冰沙，持續6週後，其胰島素敏感度相較於安慰組提升逾10%，推測可能與藍莓中某些對心臟健康有益的成份，有助於改善糖尿病前期成人對胰島素的敏感度。研究人員表示雖然具體的作用機轉仍需進一步研究，但藍莓中所含的花青素具有抗氧化的特性，對於改善胰島素敏感度也似乎有其健康效益。且「藍莓冰沙」對於想增加蔬果攝取量來促進健康的人們來說，或許也是一項美味的好選擇。

吃的美容保養品

花青素在歐洲，被稱為「吃的皮膚化妝品」，可預防自由基對皮膚的傷害，預防皮膚皺紋提早形成。花青素是天然的陽光遮蓋物，能夠阻止紫外線侵害皮膚，細胞實驗發現，紫外線可以殺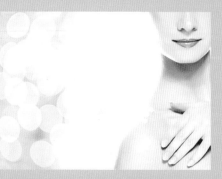死人類50%的皮膚細胞，但若用花青素加以保護，則大約有85%的皮膚細胞可存活，可見花青素對皮膚細胞的保護能力。

花青素對皮膚的作用扮演著雙重角色：1.促進膠原蛋白形成適度交聯；2.預防皮膚「過度交聯」。花青素可以阻止硬性蛋白酶的產生並抑制其活性，阻止自由基或硬彈性蛋白酶降解硬彈性蛋白，進而從內部改善皮膚的健康狀況。研究也發現花青素能夠修復因紫外線照射而受損的皮膚膠原蛋白及彈力蛋白，因此有很好的皮膚保養效果。

皮膚緊實漂亮但卻有黑眼圈，對愛漂亮的女生來講是一大打擊，妳是不是也有黑眼圈呢？根據2009年日本最新調查報告，有82%的亞洲女性深受黑眼圈的困擾，但是妳可知道，黑眼圈是無法單靠外用保養品淡化的。想要徹底解決黑眼圈的問題，首先要先瞭解黑眼圈形成的主因。黑眼圈形成的原因有很多，依成因的不同，大致可分為血管型及色素型，其中又以血管型為黑眼圈形成的主要因素。什麼是血管型呢？當睡眠不足，壓力及疲勞時會造成血流不順，導致缺乏血色素，造成血

液帶有黑色，因為眼部週圍皮膚較薄，深色的血管顏色便會透出皮膚，形成黑眼圈，這在皮膚白皙、薄透的人更容易發生。也因為成因並非黑色素沉澱，所以這時候即使擦再多美白保養品，都無法淡化黑眼圈。

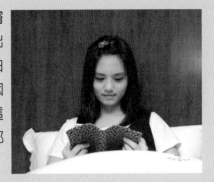

血管型的黑眼圈可藉由攝取富含花青素的莓果萃取物，改善眼部週圍末稍循環，進而淡化黑眼圈，加上莓果中的高單位花青素，能讓肌膚充滿活力，自然透亮。日本的研究發現，黑醋栗萃取物可促進眼部周圍末稍循環，改善黑眼圈程度，效果高達70%。在食用過黑醋栗後，經儀器測定，眼部周圍血管顏色變的紅潤。二週後，黑眼圈明顯淡化4~6個色階，肌膚整體亮度也同時提高了。三十三位受試者表示，黑眼圈及肌膚均獲得令人滿意的改善，因為黑醋栗內含高濃度的花青素，可以增加黑眼圈部位的毛細孔血流量，運送更多的氧氣進入組織利用。

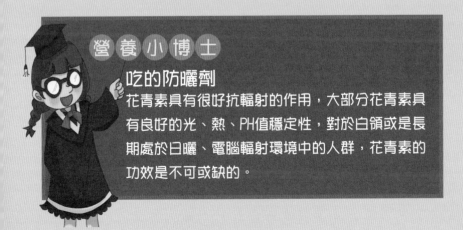

營養小博士

吃的防曬劑

花青素具有很好抗輻射的作用，大部分花青素具有良好的光、熱、PH值穩定性，對於白領或是長期處於日曬、電腦輻射環境中的人群，花青素的功效是不可或缺的。

花青素舒緩過敏反應

什麼是過敏？簡單說就是當人體在與外界某些物質，經由呼吸、食入或其他方式接觸後，引發體內免疫系統過敏反應而造成的發炎症狀。而這些會引起過敏的物質我們則稱之為過敏原，如塵蟎、蟑螂、黴菌、動物皮毛、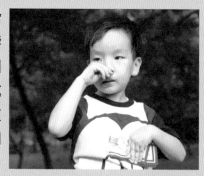
花粉、牛奶、水果、海鮮等。在臨床上可以觀察到包括流鼻水、皮膚紅疹、腹瀉、呼吸急促等症狀。我們所熟悉且常見的過敏疾病如氣喘、過敏性鼻炎及異位性皮膚炎皆屬過敏反應。

隨著生活水平的提升與衛生醫學的進步，許多疾病的發生已逐漸的下降，但是過敏疾病的發生率卻是不斷的上升。根據台大謝貴雄教授長期的調查研究發現：台北市的兒童在1974年時，其氣喘盛行率為1.30%；到了1994年時則上升到了10.79%。而林口長庚醫院在2008年的調查則是更上升到了20.34%。除了氣喘外，過敏性鼻炎的盛行率，也從1985年的7.84%，到了2007年的49.39%。而異位性皮膚炎，也從1974年的1.43%，到了2007年的13.10%。而在中部地區，在1998年針對5408名3~6歲的兒童進行調查研究，結果發現34.6%的小朋友有過敏疾病。這顯示了過敏疾病的嚴重性已經到了不可輕忽的地步，因此如何降低過敏疾病的發生率就成了臨床重要的課題。

預防及改善過敏問題除了避免接觸過敏原外，有研究報告已經證實益生菌具有舒緩過敏現象的功效；最近的研究也發現

，花青素對過敏現象也有不錯的效益，花青素可促使身體內參與過敏作用的肥胖細胞的細胞膜較穩定，不易釋出組織胺，可舒緩過敏性鼻炎、氣喘等過敏症狀。

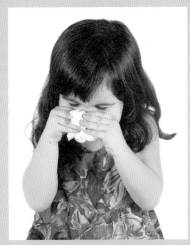

　　過去二十年，全世界過敏性疾病流行率不斷提升，認清過敏原並治療過敏性疾病變得越來越重要。在日本，杉木花粉症的發生率逐年攀升，且遭受杉木花粉症不同症狀所苦的人在全球已多達20億人。此外，三種主要症狀：打噴嚏、流鼻水以及鼻塞，與過敏症狀如：流淚、眼睛搔癢與充血，這些都造成了不少社會問題並影響生活品質。日本一篇研究探討黑醋栗對花粉過敏的療效評估，該研究一共招募二十八位20~65歲有杉樹花粉症（打噴嚏、流鼻水、鼻塞、眼部搔癢）的日本男性和女性，且杉樹花粉症特異性呈IgE陽性，並有輕度到重度的症狀。實驗為期八週。實驗期間，受試者每兩天在早晨或傍晚，配水或溫水吃三片黑醋栗萃取物或不含黑醋栗的安慰錠劑。實驗結果顯示，雖然從每日症狀日誌中，黑醋栗組與安慰劑組的每週症狀平均值並無顯著差異，但黑醋栗組在最終的症狀惡化程度小於安慰劑組；根據問卷評估，發現安慰劑組有明顯症狀惡化的現象包括噴嚏、鼻癢、眼睛癢與溢眼，而黑醋栗組則無顯著表現，由此可見黑醋栗萃取物對過敏反應有一定的效益。

營養小博士

花青素vs過敏：

1. 花青素的抗氧化能力是維生素C的20倍，維生素E的50倍，能在自由基侵害細胞之前，將自由基中和掉，快速、有效清除自由基，穩定肥大細胞和嗜鹼粒細胞，使它們即使在很強的過敏原的作用下，也不釋放組織胺、白三烯、5-羥色胺等過敏反應物質，從而阻斷了過敏的發生。

2. 花青素與膠原蛋白和硬彈性蛋白的結合，使得肥大細胞和嗜鹼粒細胞的細胞膜上形成一層抗氧化的保護層，有修復和保護細胞的作用，提高了鼻黏膜、支氣管平滑肌、皮膚組織等組織對過敏原的耐受性。

3. 花青素具有調節體液免疫的作用，改善過敏體質。

4. 花青素對產生組織胺的酶-組織酸脫羥酶有抑制作用，這種抑制作用抑制了組織胺的釋放。

花青素預防心血管疾病及改善血壓

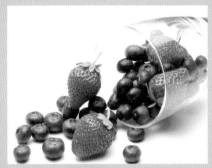

藍莓也有助於心血管健康喔！學者發現藍莓可增強血管對抗氧化壓力的能力，進而達到保護心血管健康的功效。由緬因州大學的Dorothy Klimis-Zacas所領導的研究團隊，研究藍莓對於老鼠動脈的影響。為期12週的實驗，分為正常飲食型態組及正常飲食加上8%野生藍莓粉補充品組。研究重點在於觀察藍莓直接或間接影響血管壁的Glycosaminoglycans（GAGs）及醣分子，因其關係到脂蛋白代謝、血液凝結、及細胞外基質組織。此次研究中發現食用含藍莓組明顯改變了老鼠動脈結構中Glycosaminoglycans的部分，其中Galactosaminoglycans（GalAGs）的含量增加了，此種物質可能是對心血管有保護作用的重要因子，血中高量的GalAGs有助於血管壁對抗氧化壓力的傷害，而可藉此達到預防心血管疾病功效。此研究可知像藍莓所含的花青素這類抗氧化物質，是能有效對抗引發心血管疾病的因子。

在其他多項研究我們也了解，花青素能夠增強血管壁中的膠原纖維彈性而使血管強韌、並阻止膽固醇在血管壁囤積而硬化，有預防心臟病並維持人體血液系統的正常運作功效。此外，花青素藉由本身超強的抗氧化能力，穩定內皮細胞上的磷脂質，來保護動脈與靜脈的細胞避免被自由基破壞，並增加膠質及黏多糖的合成，以維持動脈壁的完整性。花青素也可以預防聚集物依附在血小板內表面上產生過度凝集的現象，並且更進

一步附著於內皮表面上以做為防護措施。在一些臨床的試驗中，花青素亦可避免膽固醇被氧化，改善動脈粥硬化現象。

　　此外，根據一項大規模的流行病學調查顯示，多吃富含花青素的藍莓有助於預防高血壓及其引起的各種疾病。為研究飲食對血壓的影響，對十多萬名志願者進行長達十四年的健康狀況追蹤調查。這些志願者每二年報告一次健康狀況，每四年報告一次飲食情況。研究開始時，所有人都沒有高血壓症狀，但十四年後，約3.5萬人出現高血壓症狀。研究人員分析志願者的飲食狀況後發現，經常吃富含花青素的藍莓，並因此大量攝入花青素的人，患高血壓的風險與少吃的人相比低10%，這項研究顯示花青素可能具有降血壓的功效。以前知道黃酮類物質有降血壓的功效，此次研究顯示，人們可以從不同途徑攝入黃酮類物質，但藍莓功效最顯著；同樣富含花青素的草莓，降血壓效果也不錯。花青素在治療循環系統失調、血管的靜脈曲張、動脈或靜脈上的失調都有所幫助。花青素可使末梢微血管之血液循環順暢，因此也具有預防手腳冰冷之效果。

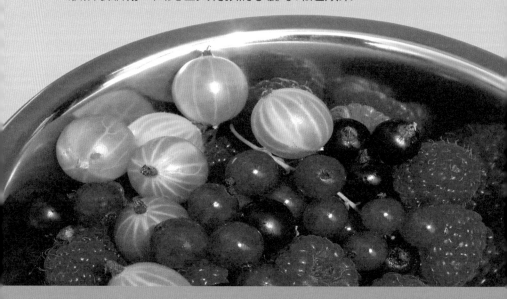

參考文獻

- Balk E, Chung M, Raman G, Tatsioni A, Chew P, Ip S, DeVine D, Lau J. B vitamins and berries and age-related neurodegenerative disorders. Evid Rep Technol Assess (Full Rep) 1-161, 2006.
- Bishayee A, Mbimba T, Thoppil RJ, Haznagy-Radnai E, Sipos P, Darvesh AS, Folkesson HG, Hohmann J. Anthocyanin-rich black currant (Ribes nigrum L.) extract affords chemoprevention against diethylnitrosamine-induced hepatocellular carcinogenesis in rats. J Nutr Biochem, 2011.
- Bitsch R, Netzel M, Frank T, Strass G, Bitsch I. Bioavailability and Biokinetics of Anthocyanins From Red Grape Juice and Red Wine. J Biomed Biotechnol 2004, 293-298, 2004.
- Canter PH, Ernst E. Anthocyanosides of Vaccinium myrtillus (bilberry) for night vision--a systematic review of placebo-controlled trials. Surv Ophthalmol 49, 38-50, 2004.
- Cao G, Russell RM, Lischner N, Prior RL. Serum antioxidant capacity is increased by consumption of strawberries, spinach, red wine or vitamin C in elderly women. J Nutr 128, 2383-90, 1998.
- Cavanagh HM, Hipwell M, Wilkinson JM. Antibacterial activity of berry fruits used for culinary purposes. J Med Food 6, 57-61, 2003.
- Cisowska A, Wojnicz D, Hendrich AB. Anthocyanins as antimicrobial agents of natural plant origin. Nat Prod Commun 6, 149-56, 2011.
- Dejima K, Ohshima A, Yanai T, Yamamoto R, Takata R, Yoshikawa T. Effects of polysaccharide derived from black currant on relieving clinical symptoms of Japanese cedar pollinosis: a randomized double-blind, placebo-controlled trial. Biosci Biotechnol Biochem 71, 3019-25, 2007.
- Engin KN, Engin G, Kucuksahin H, Oncu M, Guvener B. Clinical evaluation of t he neuroprotective effect of alpha-tocopherol against glaucomatous damage. Eur J Ophthalmol 17, 528-33, 2007.
- Foy CJ, Passmore AP, Vahidassr MD, Young IS, Lawson JT. Plasma chain-breaking antioxidants in Alzheimer's disease, vascular dementia and Parkinson's disease. QJM 92, 39-45, 1999.
- Guo C, Cao, G., Sofic, E. & Prior, R. L.: High performance liquid chromatography coupled with coulometric array detection of electroactive components in fruits and vegetables: Relationship to oxygen radical absorbance capacity. J. Agric. Food Chem. 45, 1997.
- Holgate ST. The epidemic of allergy and asthma. Nature 402, B2-4, 1999.
- Jayaprakasam B, Olson LK, Schutzki RE, Tai MH, Nair MG. Amelioration of obesity and glucose intolerance in high-fat-fed C57BL/6 mice by anthocyanins and ursolic acid in Cornelian cherry (Cornus mas). J Agric Food Chem 54, 243-8, 2006.
- Jepson RG, Craig JC. A systematic review of the evidence for cranberries and

blueberries in UTI prevention. Mol Nutr Food Res 51, 738-45, 2007.

· Joseph JA, Shukitt-Hale B, Denisova NA, Bielinski D, Martin A, McEwen JJ, Bickford PC. Reversals of age-related declines in neuronal signal transduction, cognitive, and motor behavioral deficits with blueberry, spinach, or strawberry dietary supplementation. J Neurosci 19, 8114-21, 1999.

· Kahle K, Kraus M, Scheppach W, Ackermann M, Ridder F, Richling E. Studies on apple and blueberry fruit constituents: do the polyphenols reach the colon after i ngestion? Mol Nutr Food Res 50, 418-23, 2006.

· Kaneko Y, Motohashi Y, Nakamura H, Endo T, Eboshida A. Increasing prevalence of Japanese cedar pollinosis: a meta-regression analysis. Int Arch Allergy Immunol 136, 365-71, 2005.

· Kay CD, Holub BJ. The effect of wild blueberry (Vaccinium angustifolium) consumption on postprandial serum antioxidant status in human subjects. Br J Nutr 88, 389-98, 2002.

· Kessler T, Jansen B, Hesse A. Effect of blackcurrant-, cranberry- and plum juice consumption on risk factors associated with kidney stone formation. Eur J Clin Nutr 56, 1020-3, 2002.

· Kim KT, Nam TK, Park YS, Kim YB, Park SW. Neuroprotective effect of anthocyanin on experimental traumatic spinal cord injury. J Korean Neurosurg Soc 49, 205-11, 2011.

· Knekt P, Jarvinen R, Reunanen A, Maatela J. Flavonoid intake and coronary mortality in Finland: a cohort study. BMJ 312, 478-81, 1996.

· Krikorian R, Shidler MD, Nash TA, Kalt W, Vinqvist-Tymchuk MR, Shukitt-Hale B, Joseph JA. Blueberry supplementation improves memory in older adults. J Agric Food Chem 58, 3996-4000, 2010.

· Muth ER, Laurent JM, Jasper P. The effect of bilberry nutritional supplementation on night visual acuity and contrast sensitivity. Altern Med Rev 5, 164-73, 2000.

· Nakaishi H, Matsumoto H, Tominaga S, Hirayama M. Effects of black current anthocyanoside intake on dark adaptation and VDT work-induced transient refractive alteration in healthy humans. Altern Med Rev 5, 553-62, 2000.

· Netzel M, Strass G, Janssen M, Bitsch I, Bitsch R. Bioactive anthocyanins detected in human urine after ingestion of blackcurrant juice. J Environ Pathol Toxicol Oncol 20, 89-95, 2001.

· Okamoto Y. Evidence based medicine for folk therapies in pollinosis. Jpn. J. Rhinol. 41, 2002.

· Prior RL, Wu X, Gu L, Hager TJ, Hager A, Howard LR. Whole berries versus berry anthocyanins: interactions with dietary fat levels in the C57BL/6J mouse model of obesity. J Agric Food Chem 56, 647-53, 2008.

· Puupponen-Pimia R, Nohynek L, Meier C, Kahkonen M, Heinonen M, Hopia A, Oksman-Caldentey KM. Antimicrobial properties of phenolic compounds from berries. J Appl Microbiol 90, 494-507, 2001.

· Rauha JP, Remes S, Heinonen M, Hopia A, Kahkonen M, Kujala T, Pihlaja K, Vuorela H, Vuorela P. Antimicrobial effects of Finnish plant extracts containing flavonoids and other phenolic compounds. Int J Food Microbiol 56, 3-12, 2000.
· Rechner AR, Kuhnle G, Hu H, Roedig-Penman A, van den Braak MH, Moore KP, Rice-Evans CA. The metabolism of dietary polyphenols and the relevance to circulating levels of conjugated metabolites. Free Radic Res 36, 1229-41, 2002.
· Rimm EB, Ascherio A, Giovannucci E, Spiegelman D, Stampfer MJ, Willett WC. Vegetable, fruit, and cereal fiber intake and risk of coronary heart disease among men. JAMA 275, 447-51, 1996.
· Russell WR, Labat A, Scobbie L, Duncan SH. Availability of blueberry phenolics for microbial metabolism in the colon and the potential inflammatory implications. Mol Nutr Food Res 51, 726-31, 2007.
· Sanchez-Moreno C, Kimler VA, Cordts FL, Cady JA, Weller MA, Dumper JW, Williams P, Pink FE, Rasmussen HM, Jimenez-Escrig A, Martin A, Joseph JA, Marks CR. Effect of a blueberry nutritional supplement on macronutrients, food group intake, and plasma vitamin E and vitamin C in US athletes. Int J Food Sci Nutr 59, 327-38, 2008.
· Schmidt BM, Howell AB, McEniry B, Knight CT, Seigler D, Erdman JW, Jr., Lila MA. Effective separation of potent antiproliferation and antiadhesion components from wild blueberry (Vaccinium angustifolium Ait.) fruits. J Agric Food Chem 52, 6433-42, 2004.
· Shukitt-Hale B, Carey AN, Jenkins D, Rabin BM, Joseph JA. Beneficial effects of fruit extracts on neuronal function and behavior in a rodent model of accelerated aging. Neurobiol Aging 28, 1187-94, 2007.
· Steinmetz KA, Potter JD. Vegetables, fruit, and cancer prevention: a review. J Am Diet Assoc 96, 1027-39, 1996.
· Stull AJ, Cash KC, Johnson WD, Champagne CM, Cefalu WT. Bioactives in blueberries improve insulin sensitivity in obese, insulin-resistant men and women. J Nutr 140, 1764-8, 2010.
· Vogels N, Nijs IM, Westerterp-Plantenga MS. The effect of grape-seed extract on 24 h energy intake in humans. Eur J Clin Nutr 58, 667-73, 2004.
· Wilms LC, Boots AW, de Boer VC, Maas LM, Pachen DM, Gottschalk RW, Ketelslegers HB, Godschalk RW, Haenen GR, van Schooten FJ, Kleinjans JC. Impact of multiple genetic polymorphisms on effects of a 4-week blueberry juice intervention on ex vivo induced lymphocytic DNA damage in human volunteers. Carcinogenesis 28, 1800-6, 2007.
· Wolfe KL, Kang X, He X, Dong M, Zhang Q, Liu RH. Cellular antioxidant activity of common fruits. J Agric Food Chem 56, 8418-26, 2008.
· Zafra-Stone S, Yasmin T, Bagchi M, Chatterjee A, Vinson JA, Bagchi D. Berry anthocyanins as novel antioxidants in human health and disease prevention. Mol Nutr Food Res 51, 675-83, 2007.

健康的身體，
從抗氧化做起

根據內政部的統計99年國人平均壽命持續增加，男性平均壽命為76.2歲，女性為82.7歲，男性與女性分別較前一年增加0.1歲與0.3歲。隨著科學技術的發達，醫療技術不斷的進步，壽命愈來愈長是全世界的趨勢。但是，活得久與活得健康並沒有畫上等號。相信周遭有很多例子，晚年生活都是在醫院病房進進出出中度過的，想想年輕時為了工作為了家庭而努力，年紀大了卻還要為自己的健康與生命搏鬥，雖然生命是延長了，可是生活品質卻是很差的。現代非常積極推廣的一個概念「樂活」，除了活得久之外，快樂的活著是最重要的目標。「健康」就是可以活得精彩、活得有尊嚴的關鍵。

很多人對健康的概念，是屬於「被動」的，通常是生病了再來想辦法，找的辦法也常常是「表面醫療」，也就是俗話說的「頭痛醫頭，腳痛醫腳」，這是屬於比較「消極」的態度。健康的營造其實像經營事業一般，「主動」、「積極」的態度扮演著重要關鍵的角色。

透過本書的閱讀，您已經了解到自由基是威脅健康的主要元凶，身體累積過多的自由基所造成的氧化傷害，與很多疾病如癌症、心臟病、高血壓、糖尿病、免疫失調及阿茲海默症等疾病的發生與惡化有很大的相關性。科學的發達也讓我們對傷害健康的

自由基有更深的認識。我們不需要再坐以待斃，消極的等到過多的自由基傷害我們的身體健康，才來尋求藥物或手術醫療。日常生活中補充足夠的「抗氧化營養素」，可以提供實質上的協助讓身體有更強大的防禦能力來對抗自由基，對默默為我們付出的身體提供預防疾病的堅強後盾。

這是一個資訊爆炸社會，每個人每天都可以透過不同方式獲得健康的訊息，然而醫學是個專業領域，若沒有專業背景的把關很多錯誤的健康訊息將會透過各種方式散布出去，面對各種似是而非的健康資訊，導致很多渴望獲得健康的人無所適從。本書為這些想對自己健康有積極作為的人，提供一個正確且有科學根據的論述。

我們雖然無法逆轉歲月的流逝，但是我們可以積極的讓自己擁有健康的歲月。目前科學已經充分的了解「營養」是維持及促進健康的重要對策。希望本書對營養的論述可以給大家在尋求健康的道路上提供一些參考。

國家圖書館出版品預行編目（CIP）

抗氧化的威力/翁玉青 作—初版—台中市
沐康健康管理顧問,2011.9
　面；公分
ISBN 978-986-87557-0-3(平裝)
1.自由基　2.營養 3.健康飲食

400.38　　　　　　　　100017112

抗氧化的威力

作者：翁玉青

編審：王明緯

主編：張育甄

副主編：李政威

編輯助理：曾相為、林靖珊、官怡勤

美編：許渲蕙、蔡佳妤、黃君堯

部分圖片出處：『(c)富爾特數位影像』、Bigstock.com

出版者：沐康健康管理顧問有限公司

發行人：翁玉青

地址:台中市南屯區向上南路一段345號

電話：(04)3507-9672

傳真：(04)2472-1737

印刷：基盛印刷工場

2011年9月初版